Fit durch Selbst-
und Partnermassage

Friedrich Schwope

SPORTMASSAGE

Mit Fotos von Hanno Schwope

Rowohlt

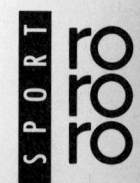

Originalausgabe

Layout Angelika Weinert
Umschlaggestaltung Jürgen Kaffer / Peter Wippermann
(Foto: Karl-Bernd Karwasz)
Veröffentlicht im Rowohlt Taschenbuch Verlag GmbH,
Reinbek bei Hamburg, November 1987
Copyright © 1987 by Rowohlt Taschenbuch Verlag GmbH,
Reinbek bei Hamburg
Satz Times (Linotron 202)
Gesamtherstellung Clausen & Bosse, Leck
Printed in Germany
1280-ISBN 3 499 18625 X

10.–16. Tausend Oktober 1988

Inhalt

Ich danke den Student(inn)en, die bei den Fotoaufnahmen geholfen haben, insbesondere Kerstin Jacobsen und Hanno Schwope

Meiner lieben Frau gewidmet

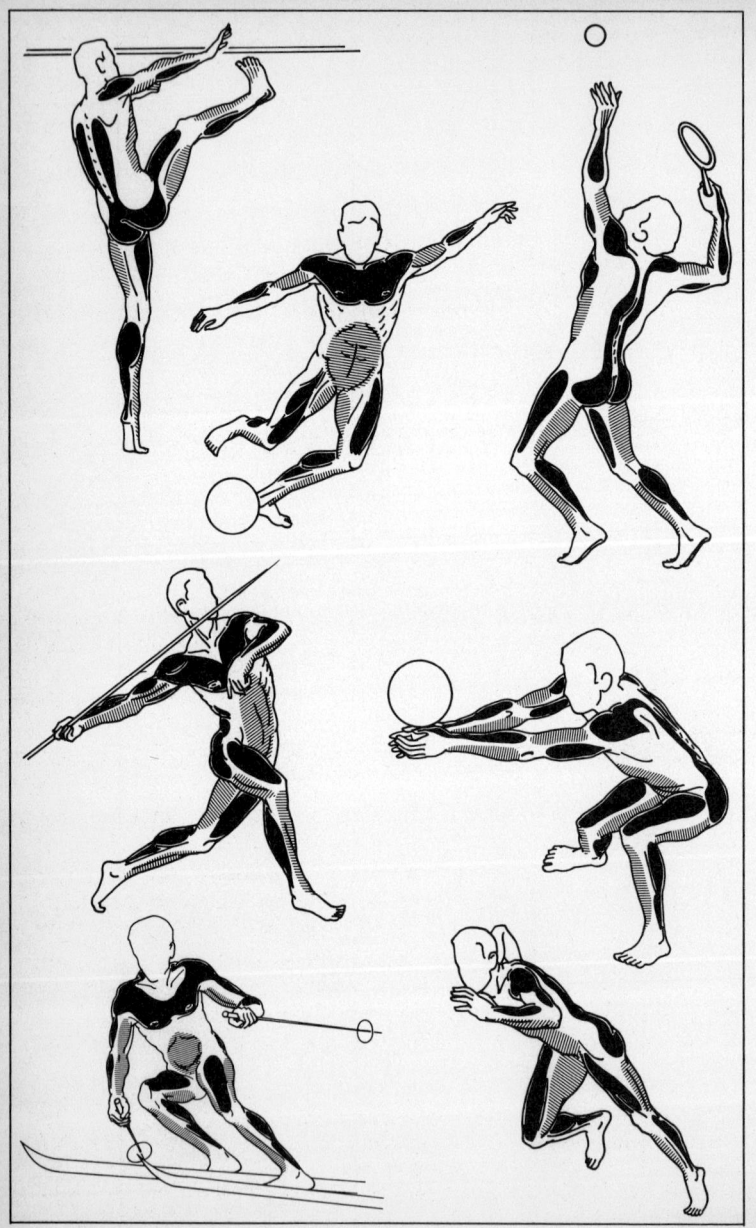

Einführung

In der Sportpädagogik und insbesondere in der psychomotorischen Erziehung[1] wird der Körpererfahrung, der Wahrnehmungsförderung und der Erlebnisfähigkeit des eigenen Körpers zunehmende Bedeutung beigemessen. KIPPHARD (1983, 13) spricht den Wahrnehmungsfunktionen eine «Schlüsselstellung» zu, und für LOWEN (1985, 44) ist ein Mensch «die Summe seiner Lebenserfahrungen», die er in seinen Körper aufnimmt und einbaut. «Wissen wird zum Verständnis, wenn es mit Gefühl gekoppelt ist.» Sport und besonders auch die Sportmassage haben u. a. die Erhaltung und Verbesserung der Gesundheit zum Ziel. «Grundvoraussetzung für Gesundheit ist der empfindende Körper. Wer seine Körperreaktionen mißachtet oder nicht bewußt erlebt, dessen Gesundheit ist gefährdet. Die Einstellung zum eigenen Körper und seinen Signalen hat wesentlichen Einfluß auf die Erhaltung der Gesundheit ... Zur Gesundheit gehört die Erlebnisfähigkeit der Körperfunktionen» (SCHRICKER 1978, 307), die durch Massage gesteigert werden kann.

Die Massage wird fast ausschließlich als Heilmassage, die Sportmassage entsprechend sportbegleitend als Wiederherstellungsmassage (Heilmassage, Entmüdungsmassage) oder als Trainingsmassage (Vorbereitungsmassage, Einstellungsmassage) eingesetzt. Ein gezielter Einsatz der Massage zur praktischen und bewußten Auseinandersetzung mit dem eigenen Körper erfolgt nur vereinzelt. Entsprechend der Aussage, daß der empfindende Körper Grundvoraussetzung für die physische und psychische Ge-

---

1 Die psychomotorische Erziehung versteht sich «als ein pädagogisch-therapeutischer Ansatz, der durch bewegungsbetonte Übungen und Spielformen zur Erziehung der Persönlichkeit beitragen will» (SCHULKE-VANDRE 1982, 8), bei Beachtung des Einklangs von Körper, Geist und Psyche (vgl. KIPHARD 1979, 18–19).

sundheit ist, soll hier die Massage zur Förderung der «Gefühlsbefindlich-keit» und als Folge als Mittel zu Regeneration und Fitness eingesetzt wer-den (vgl. SCHWOPE 1981, 3), dies vor allem im «symptomfreien» (krank-heitsfreien) Bereich.

Wir sprechen uns hier nicht für eine falsch verstandene, laienhafte Heil-massage aus, sondern für eine gemäß den Anleitungen auszuführende Me-thode zur Verbesserung von Fitness und Gesundheit und zur Sensibilisie-rung des Körperempfindens. Die qualifizierte Anwendung der Heil- und auch der Sportmassage sowie der gesamte Bereich der physikalischen The-rapie und Physiotherapie müssen dem spezifisch ausgebildeten Fachmann vorbehalten bleiben. Wir hoffen sogar, daß durch die positiven Erfahrun-gen mit und bei der Massage und durch eine Steigerung der Gefühlsbefind-lichkeit des eigenen Körpers diesem und seinem Wohlbefinden mehr Auf-merksamkeit entgegengebracht wird.

Körpererfahrung (Body experience)

In der Diskussion um die Bedeutung des Umgangs mit dem eigenen Körper, um die Bedeutung der Körpererfahrung auf der sensoriell-kognitiven, der emotional-affektiven und der sozialen Ebene werden eine Menge unterschiedlicher Begriffe gebraucht. In den letzten Jahren wird aber zunehmend der Begriff «Körpererfahrung» (body scheme) verwendet. BIELEFELD hat den Versuch einer Strukturierung des Gesamtkomplexes «Körpererfahrung» unternommen. Körpererfahrung (body experience) wird definiert als «die Gesamtheit aller im Verlaufe der individuellen wie gesellschaftlichen Entwicklung erworbenen Erfahrungen mit dem eigenen Körper, die sowohl kognitiv wie affektiv, bewußt wie unbewußt sein können» (BIELEFELD 1986, 17). Der Gesamtkomplex «Körpererfahrung» wird unterteilt in die Teilbereiche «Körperschema» und «Körperbild». Unter dem «Körperschema» wird der Funktionsbereich «Wahrnehmung» und unter dem «Körperbild» der «Erlebniskomplex» eingeordnet (vgl. BIELEFELD 1986, 17) (Abb. 1).

In Anlehnung an das Strukturmodell von BIELEFELD wollen wir die Möglichkeiten der Massage zur praktischen und bewußten Auseinandersetzung mit dem eigenen Körper, zur Steigerung der Gefühlsbefindlichkeit und darüber hinaus auch zur Hebung des Wohlbefindens betrachten. Während BIELEFELD nur die auf den eigenen Körper bezogenen Körpererfahrungen anspricht, sollen hier auch die Erfahrungen durch Körperkontakt, durch taktile Kommunikation, im Zusammenhang mit Massage angesprochen und einbezogen werden.

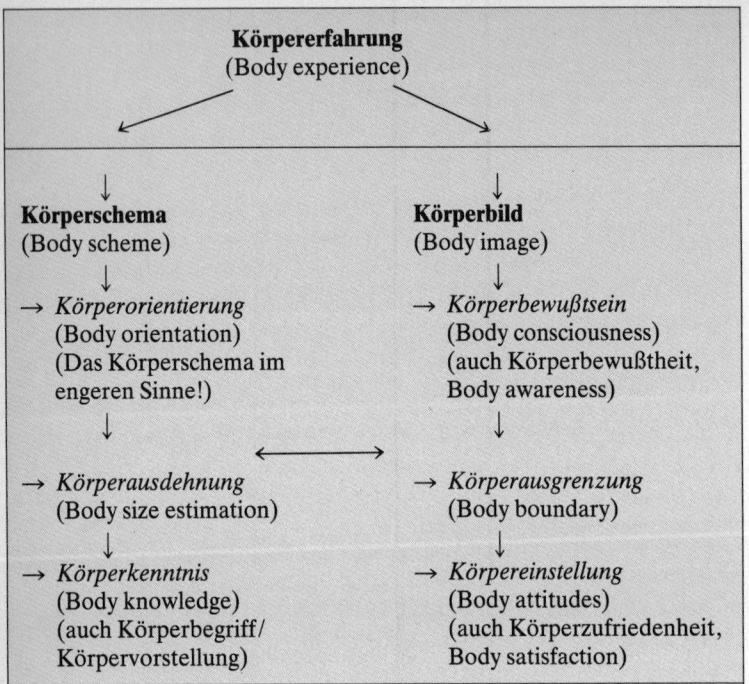

Körpererfahrung
(Body experience)

Körperschema   **Körperbild**
(Body scheme)   (Body image)

→ *Körperorientierung*   → *Körperbewußtsein*
  (Body orientation)   (Body consciousness)
  (Das Körperschema im   (auch Körperbewußtheit,
  engeren Sinne!)   Body awareness)

→ *Körperausdehnung*   → *Körperausgrenzung*
  (Body size estimation)   (Body boundary)

→ *Körperkenntnis*   → *Körpereinstellung*
  (Body knowledge)   (Body attitudes)
  (auch Körperbegriff/   (auch Körperzufriedenheit,
  Körpervorstellung)   Body satisfaction)

Abb. 1: Struktur des Gesamtkomplexes «Körpererfahrung»
(in Anlehnung an Bielefeld 1986, 17)

Körperschema (Body scheme)

Das Kerngebiet des Körperschemas «ist der neurophysiologische Teilbereich der Körpererfahrung» und «umfaßt alle perceptiv-kognitiven Leistungen des Individuums bezüglich des eigenen Körpers» (Bielefeld
1986, 17). Jede Wahrnehmung ist «zugleich auch untrennbar mit Empfin-
dungen (Erlebnisqualitäten), mit Gefühlen der Zustimmung oder Ableh-
nung, der Freude oder des Ärgers» verbunden (Bielefeld 1986, 16). Bei
der Massage werden die positiven, zustimmenden und lustbetonten Erlebnisqualitäten überwiegen; «eine gute Massage ist ein wirklicher Genuß»
(Montagu 1984, 204).
Die therapeutische Wirkung einer guten Massage ist bekannt und anerkannt; sie beeinflußt die Energiezentren des Körpers. Massage ist also

mehr als eine Berührungs- und Therapietechnik, deren Griffe je nach Geschwindigkeit und «Tiefe» anregend oder beruhigend sein können. Der Massierte empfindet und erlebt die wohltuende Wirkung der Massage und dazu eine «durch die Haut empfangene Kommunikation» (MONTAGU 1984, 173).

«Die wesentlichste Sinnesempfindung unseres Körpers ist die Berührung» und «kutane Berührung ein wesentliches biologisches Bedürfnis» sowohl für die physische Entwicklung als auch für die Verhaltensentwicklung (vgl. MONTAGU 1984, 7 u. 24). Berührung ist wichtig für unser Wohlbefinden in jedem Lebensalter. Hier muß allerdings auf den «Unterschied zwischen einer sinnlichen und einer helfenden Berührung, zwischen einer festen Berührung und einer schmerzhaften Berührung, zwischen einer mechanischen Berührung und einer fühlenden oder ‹einfühlsamen› Berührung» hingewiesen werden. Jede echt helfende Berührung muß frei von jedem persönlichen Interesse, von Egoismus, Selbstsucht und Neugierde sein; sie muß von Ehrfurcht getragen sein. Dies gilt in besonderem Maße für Therapeuten, Masseure usw. Diese Ehrfurcht gebietet, daß jede Massage ohne Zwang verabreicht wird und daß auch kein Zwang zum Entblößen des Körpers ausgeübt wird. Freiwilligkeit muß unbedingt gewährleistet sein, besonders bei Kindern (vgl. WURZEL 1982, 173–178).

Körperorientierung (Body orientation)

Bei der Körperorientierung, dem Körperschema im engeren Sinne, unterscheiden wir zwischen der Orientierung *am* eigenen Körper, an der Körperoberfläche – «Oberflächensensibilität» –, und der Orientierung *im* eigenen Körper – «Tiefensensibilität» – (vgl. BIELEFELD 1986, 17–20).
Die *Oberflächenorientierung*, Orientierung «am» eigenen Körper, erfolgt über die Außenreizempfänger (Exterorezeptoren) der Haut. Die Haut ist mit unzähligen sensorischen Wahrnehmungsorganen (Sinneszellen) ausgestattet, die uns über Tastempfindungen (MEISSNERsche Tastkörperchen in der Lederhaut, MERKELsche Tastzellen an den Haarwurzeln), über Wärme- (RUFFINIsche Körperchen in der Lederhaut) und Kältegefühl (KRAUSEsche Endkolben in der Nähe der Tastkörperchen), über Druckrezeptoren (VATER-PACINI-Körperchen; diese sind gleichzeitig auch Vibrationsrezeptoren) und über «Nervenspitzen» (freie Nervenenden) Eindrücke der Umwelt in Erfahrung bringen. Die Hautausdehnung beträgt beim Erwachsenen 1,6 Quadratmeter; auf einen Quadratzentimeter Haut entfallen durchschnittlich: «2 Registrierapparate für Wärme und 13 gleiche Einrichtungen für Kälteempfindungen, 3 Millionen Zellen, im Durchschnitt 10 Haare, 15 Talgdrüsen, 100 Schweißdrüsen, 3000 Fühlzellen an den Enden der Nervenfasern, 25 Druckapparate für die Wahrnehmung von

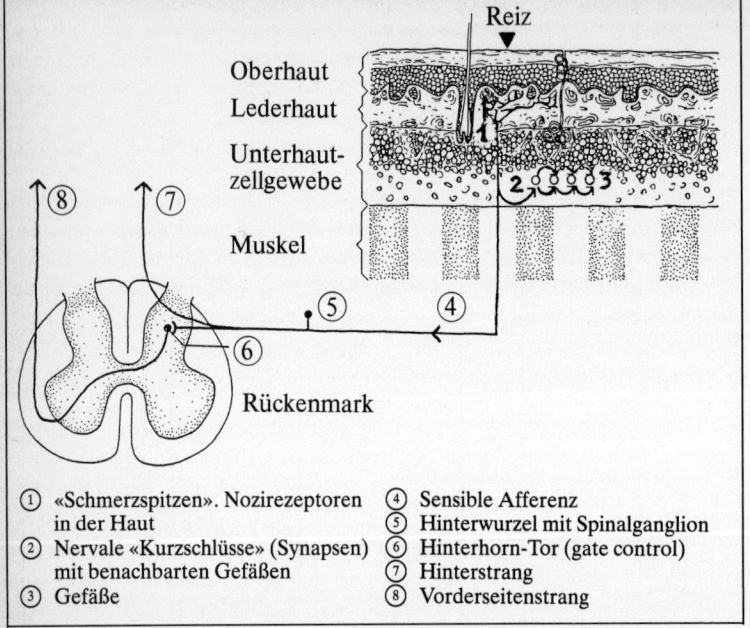

① «Schmerzspitzen». Nozirezeptoren   ④ Sensible Afferenz
   in der Haut   ⑤ Hinterwurzel mit Spinalganglion
② Nervale «Kurzschlüsse» (Synapsen) ⑥ Hinterhorn-Tor (gate control)
   mit benachbarten Gefäßen   ⑦ Hinterstrang
③ Gefäße   ⑧ Vorderseitenstrang

Abb. 2: Schematische Darstellung der Reizleitung
Die «Gate-control-Theorie» besagt, daß zwischen der sensiblen Afferenz und dem
zum Thalamus führenden Vorderseitenstrang im Hinterhorn ein «Tor» (gate)
besteht, das (Schmerzen) den Durchtritt zum Bewußtsein ermöglicht. Durch
bestimmte (Massage-)Reize kann eine hemmende Wirkung auf das Tor-System ausgeübt werden, kann das Tor verschlossen werden.
Der Thalamus (Sehhügel; Hauptteil des Zwischenhirns) ist eine wichtige «Um-
schaltstation» für die aus der Peripherie einströmenden Erregungen.

Tastreizen, 200 Schmerzspitzen, Aderschlingen in der Länge von 1 m und
4 m Nervenfäserchen» (Tittel 1974, 535). «Die Häufigkeit der Tastkörperchen variiert zwischen 7 bis 135 pro Quadratzentimeter. Die Zahl der Sin-
nesfasern von der Haut zum Rückenmark ist weit über eine halbe Million»
(Montagu 1984, 8).
Die Haut ist das ausgedehnteste Organ unseres Körpers und das Hauptor-
gan für die Tastempfindung. Die funktionellen Fähigkeiten sind von großer
Bedeutung, ja sie sind lebenswichtig. Ein Ausfall des kutanen Schmerz-
empfindens z. B. kann lebensgefährlich sein.
Zu einem guten Tastempfinden, wie z. B. der Ausdruck «Fingerspitzenge-
fühl» besagt, gehört ein entsprechend gut entwickeltes Nervensystem. Dies

zeigt sich besonders dann, wenn die Haut das Ausfallen einer anderen Sinnesfähigkeit, z. B. das Sehen, kompensieren muß. «Die Wichtigkeit der taktilen Funktionen» im Verhältnis zu anderen zeigt auch die Repräsentation «der taktilen Gebiete innerhalb des Gehirns» (vgl. MONTAGU 1984, 11).

Die Abbildungen des sensiblen und motorischen Homunkulus (Abb. 3 und 4) zeigen die kortikale Empfindungs- und Bewegungsrepräsentation auf der Großhirnrinde. «Es besteht ein enges Verhältnis zwischen sensiblem und motorischem Bereich, ... aber keine vollkommene Übereinstimmung» (MONTAGU 1984, 12–13). Auf die von der Haut dem Gehirn zugeleiteten

Abb. 3: Der *sensible* Homunkulus auf der Hemisphäre (Hälfte) der Großhirnrinde (GESCHWIND 1987, 114)

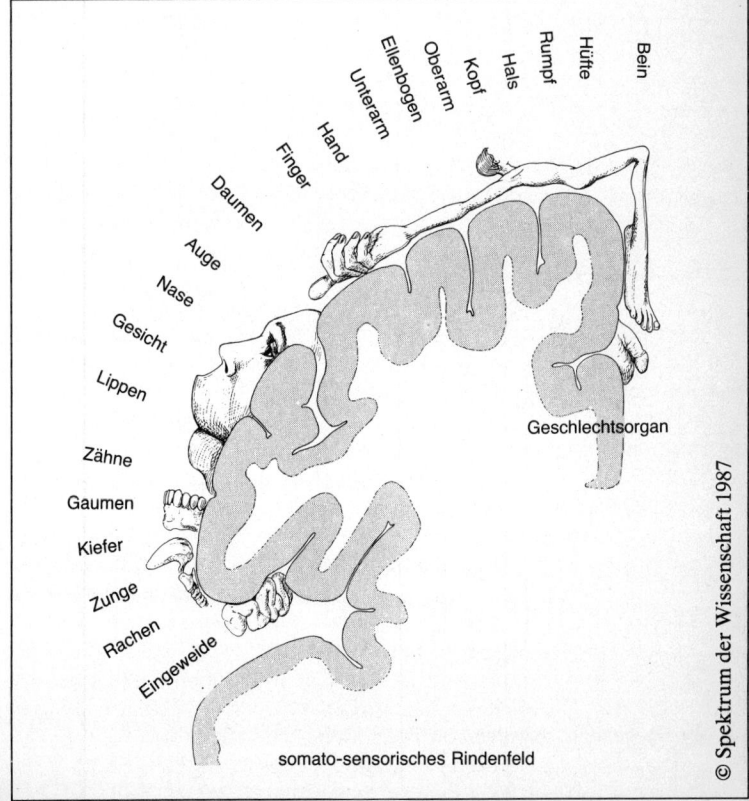

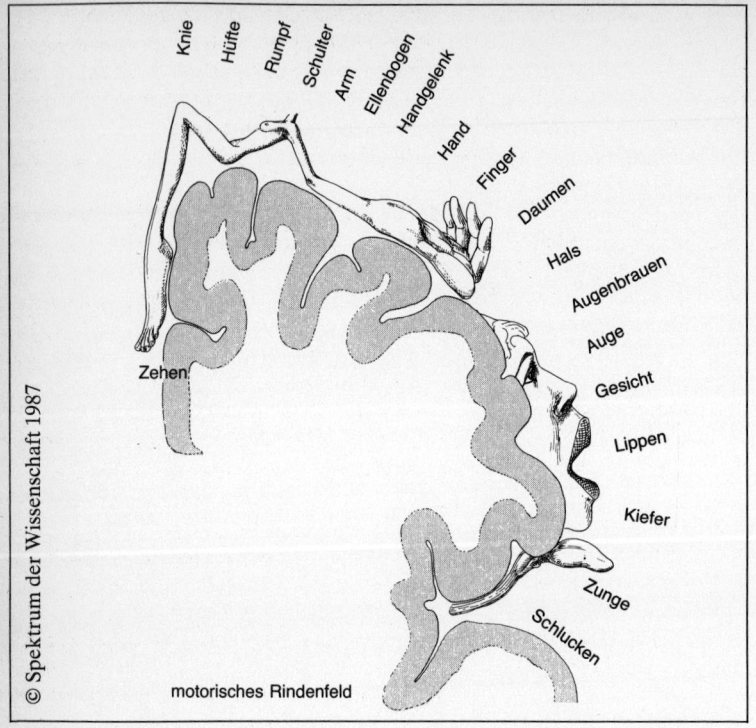

© Spektrum der Wissenschaft 1987

Knie · Hüfte · Rumpf · Schulter · Arm · Ellenbogen · Handgelenk · Hand · Finger · Daumen · Hals · Augenbrauen · Auge · Gesicht · Lippen · Kiefer · Zunge · Schlucken

Zehen

motorisches Rindenfeld

Abb. 4: Der *motorische* Homunkulus auf der Hemisphäre der Großhirnrinde (Geschwind 1987, 114)

Informationen muß das Gehirn mit «entsprechenden Anpassungen» reagieren. «Das Feedback (die Rückwirkung von der Haut zum Gehirn) ist stetig, selbst im Schlaf» (Montagu 1984, 11).

Besonders ausgeprägt ist der Tastsinn im Bereich der Lippen und der Finger, hier besonders wieder in den Fingerbeeren von Zeigefinger und Daumen. Das Bestreben des Säuglings, alles zu berühren und in den Mund zu stecken, ist ein natürliches Lernbedürfnis. Das Bedürfnis, alles zu berühren und zu befühlen, bleibt noch über Jahre bestehen.

Wichtig ist allerdings, daß das ursprünglich mehr triebhafte Betasten in ein aktives, bewußtes und selbstloses Tasterlebnis übergeleitet wird, um zu spüren, zu lernen, wie die Oberflächen unseres Körpers, von Dingen und Wesen beschaffen sind. Die ‹Pflege› des Hautsinns kann dabei durch die Mitwirkung des Sehens verstärkt und gesteigert werden.

Neben diese der eigenen körperlichen Orientierung dienende Zuwendung tritt das aktive «Erfassen» der äußeren Welt. – «Die taktil orientierte Welt ist unmittelbarer und freundlicher als die visuelle» (MONTAGU 1984, 164), und die passive Hingabe an die Sinnesempfindung des Tastens sowie das Bedürfnis nach taktiler Hingabe, selbst beim Erwachsenen, sind «taktile Demonstrationen der Zuneigung». Physischer Kontakt, kutane Berührung und taktile Kommunikation sind wesentliche biologische Bedürfnisse sowohl für die physische Entwicklung als auch für Verhaltensentwicklung (vgl. auch die Bedeutung der taktilen Wahrnehmungsschulung in der Motopädagogik; z. B. KIPHARD 1983).

Während die Haut vorwiegend Eindrücke und Reize aufnimmt und weiterleitet, die von außen auf den Körper (ein-)wirken – Oberflächensensibilität –, werden durch die «Propriozeptoren» der Muskeln, Gelenke und Bänder interne Reize, Reize, die «im» Körper entstanden sind, wahrgenommen, verarbeitet und kontrolliert – *Tiefensensibilität* (Abb. 5, Seite 20). Die Propriozeptoren (Innenreizempfänger) vermitteln als «kinästhetische Analysatoren» Spannungs-, Stellungs- und Lageinformationen. Die Qualität dieser Tiefensensibilität ist entscheidend für die Bewegungs- und Koordinationsleistungen. Auch die Tiefensensibilität kann, ähnlich wie die Oberflächensensibilität, durch Mitwirkung von Auge (hier zusätzlich), von Ohr und Haut gefördert, verstärkt und bewußtgemacht werden.

Massage (Selbst- und Partnermassage) kann wesentlich zur Körperorientierung beitragen. Sie wirkt je nach Qualität und Art der Griffe einmal mehr oberflächlich, nur im Bereich der Haut, oder mehr in die Tiefe der Muskulatur, Sehnen und Bänder. Sie bietet gleichzeitig eine Möglichkeit zur praktischen und bewußten Auseinandersetzung mit dem eigenen Körper oder auch mit dem Körper des Partners und vermittelt ein «Gefühl» für die Befindlichkeit und den Spannungszustand der massierten Körperpartien.

Der Massierende ist in der aktiven Rolle des «Versorgers»; er muß Einfühlsamkeit üben und sich um eine differenzierte Tastung bemühen. Seine Erfahrungen liegen vorwiegend im taktil-visuellen Bereich. Der Massierte befindet sich in der Rolle des «Versorgtwerdens», er muß gewissermaßen auch genießen. Durch Konzentration auf die massierenden Hände kann er bewußt an der Körperorientierung, am Erleben seines Körpers mitwirken und ein neues Körpergefühl entwickeln. Seine Erfahrungen liegen vorwiegend im taktil-kinästhetischen Wahrnehmungsbereich. Durch die Bewegung und Berührung wird die Vorstellung unserer Körperglieder präziser. Dadurch wird die Genauigkeit der Bewegungsausführung, die Bewegungskoordination und auch die Bewegungs- und Körperhaltung verbessert (vgl. BAUMANN 1986, 163, und SCHWOPE 1981, 96).

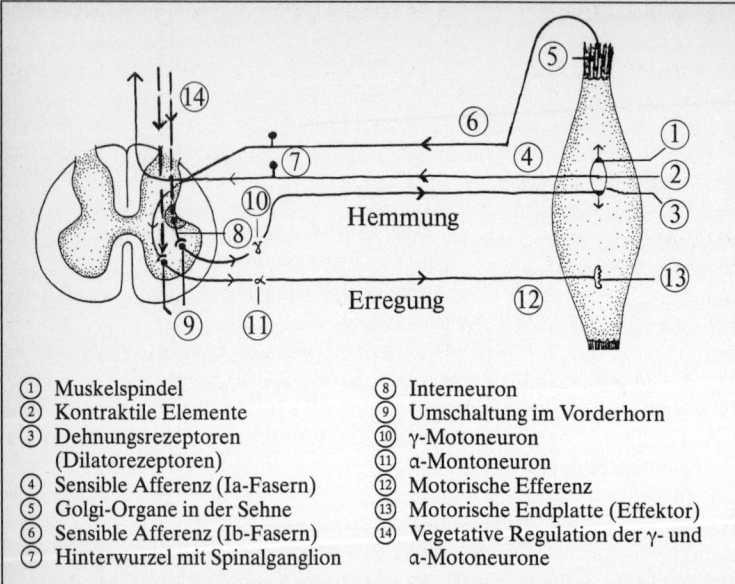

① Muskelspindel
② Kontraktile Elemente
③ Dehnungsrezeptoren
   (Dilatorezeptoren)
④ Sensible Afferenz (Ia-Fasern)
⑤ Golgi-Organe in der Sehne
⑥ Sensible Afferenz (Ib-Fasern)
⑦ Hinterwurzel mit Spinalganglion

⑧ Interneuron
⑨ Umschaltung im Vorderhorn
⑩ γ-Motoneuron
⑪ α-Montoneuron
⑫ Motorische Efferenz
⑬ Motorische Endplatte (Effektor)
⑭ Vegetative Regulation der γ- und
   α-Motoneurone

Abb. 5: Schematische Darstellung der Tiefensensibilität
Neben den hier skizzierten Tiefenrezeptoren existieren noch weitere Rezeptoren im
Bereich der Gelenkkapseln, Gelenkrezeptoren. Die Muskelrezeptoren vermitteln
Informationen über den Längen- und Spannungszustand (Krafteinsatz) der Muskulatur, die Golgi-Sehnenorgane messen die Spannung der Sehnen und können ggf.
eine «prophylaktische Bremswirkung» über die γ-Efferenz bewirken. Die Gelenkrezeptoren geben Informationen über die Gelenk- und Körperstellung. Im ZNS
kommt es zu einer «zentralen Verarbeitung» der Afferenzen aus den Tiefenrezeptoren und zu einer Koordination mit den Informationen aus anderen Sinnesorga-
nen, insbesondere mit den Gleichgewichtsinformationen (Labyrinthrezeptoren;
vgl. DE MARÉES / MESTER 1984, 130–133).

Wir erinnern daran, daß die Körperorientierung als «Körperschema im engeren Sinne» angesprochen wurde. «Taktile Informationen kommen durch
Berührung der Hautoberfläche zustande und informieren uns über die
Stärke der auf die Haut einwirkenden Reize. Kinästhetische und taktile
Informationen spielen bei der Ausbildung des Körperschemas eine wesentliche Rolle» (BAUMANN 1986, 170–171). Der Informationsgehalt wird
durch «Bewußtmachung», durch bewußte Verwertung (kognitive Verarbeitung) der aufgenommenen Reize verstärkt. Diese Bewußtmachung (Induktion) ist für jeden therapeutischen Bereich (Moto-/Psychotherapie,
Kompensatorischer Sport/Sportförderunterricht usw.) besonders wichtig.

Körperausdehnung (Body size estimation)

Bei der Körperausdehnung geht es um das Einschätzen von Größenver-hältnissen sowie die räumliche Einschätzung des eigenen Körpers. Ein angemessenes Einschätzen zeigt sich in der Alltagssituation z. B. darin, ob beim Durchschreiten eines niedrigen Tores der Kopf (unbewußt) eingezo-gen wird oder aber bei einem Tor mit ausreichender Höhe (ebenso unbe-wußt) die aufrechte Haltung beibehalten wird.

Die Proportionen des eigenen Körpers können insbesondere durch Selbst-massage erfühlt, erfahren und bewußt werden. Die Massage hilft gewisser-maßen, die Dimensionen des eigenen Körpers zu entdecken, aber auch die des Körpers eines Partners bei der Partnermassage. Hier können zusätzlich Proportionsvergleiche gemacht werden. Die taktile Konzentration auf die Proportionen und Dimensionen kann durch Schließen der Augen während der Massage verstärkt werden.

Körperkenntnis (Body knowledge)

Es erscheint selbstverständlich, gar trivial, daß Menschen über ihren Körper im Sinne medizinisch-biologischen Basiswissens verfügen; es ist dabei wich-tig, daß dieses allgemeine Faktenwissen auf den eigenen Körper mit seinen individuellen Besonderheiten übertragen wird. Nur durch Beachtung der eigenen körperlichen Gefühlsbefindlichkeit, bei Beachtung der Signale des eigenen Körpers, wird dieses Wissen für die Gesundheit des Individuums nutzbar.

Die Massage stellt eine gute Möglichkeit zur praktischen und bewußten Auseinandersetzung mit dem eigenen Körper und auch mit dem Körper des Partners dar. Die somatischen Aspekte und Wirkungsweisen der Mas-sage werden dies noch verdeutlichen. Wir konnten bei einer Pilotstudie, einem zehnwöchigen Unterrichtsversuch mit 10 Jungen und 12 Mädchen einer dritten Grundschulklasse die Vermittlung und Anwendung der Mas-sage erproben (vgl. SIEBELS 1982). Die Kinder wurden jeweils gezielt auf ihren Körper und die anatomisch-physiologischen Zusammenhänge hinge-wiesen, um die Gefühlsbefindlichkeit zu intensivieren. Es konnte ein zunehmendes Interesse am Unterrichtsgegenstand «Massage» und ein deutlich erweitertes Wissen der Kinder über ihren eigenen Körper nachge-wiesen werden. Die Aussagen zu diesem Unterrichtsversuch und einem ähnlichen mit einer vierten Klasse lassen sich sicherlich nicht verallgemei-nern, zeigen aber die grundsätzliche Eignung der Massage zur Verbesse-rung der Körperkenntnis im engeren Sinne und der Körpererfahrung in ihrer Gesamtheit.

Körperbild (Body image)

Das Kerngebiet der Körperbildes ist der psychologisch-erlebnismäßige Teilbereich der Körpererfahrung und «umfaßt alle emotional-affektiven Leistungen des Individuums bzgl. des eigenen Körpers» (vgl. BIELEFELD 1986, 17). Die untrennbare Verbindung der Erlebnisqualitäten mit dem Wahrnehmungsbereich sei hier nochmals betont. Jede bewußte Wahrnehmung wird zum Erlebnis (positiver oder negativer Art).

Körperbewußtsein (Body consciousness)

Das Körperbewußtsein ist «die psychische Repräsentation des eigenen Körpers oder seiner Teile im Bewußtsein des Individuums, bzw. die auf den eigenen Körper gerichtete Aufmerksamkeit (auch Körperbewußtheit/ body awareness)» (BIELEFELD 1986, 17).

Körperbewußtsein setzt eine gute Wahrnehmungsfähigkeit, «geschärfte Sinne», die Bereitschaft zur Aufmerksamkeitszuwendung und dann auch ein «bewußtes Verarbeiten des Wahrgenommenen» voraus (vgl. FUNKE 1986, 24/25 und PETER-BOLAENDER 1986, 254). Hier zeigt sich wieder die enge Beziehung zwischen dem Wahrnehmungs- und Erlebnisbereich. Diese enge Beziehung wird immer dann besonders deutlich, wenn eine Aufmerksamkeitszentrierung gegeben ist und dadurch die Empfindung zur Bewußtheit, zum Erlebnis wird. «Bewußtheit ist Bewußtsein und das Erkennen dessen, was im Bewußtsein vor sich geht, oder dessen, was in uns vor sich geht, während wir bei Bewußtsein sind» (FELDENKRAIS 1978, 78).

Nach FROSTIG (vgl. 1973, 45/53) entwickelt jede bewußte Körperbewegung «Teilaspekte des Körperbewußtseins». Den affektiven Aspekt des Bewußtseins für den Körper, «wie er sich anfühlt», nennt sie «Körperimago». Die Entwicklung dieses Bewußtseinaspekts für taktil-kinästhetische Reize und deren Feedback wird durch Massage, wie schon angedeutet, wesentlich gefördert, da ja der Körper und «wie er sich anfühlt» unmittelbar erfaßt (erfühlt) und erfahren (erspürt) wird. Die Aufmerksamkeitszentrierung auf das Erfühlen und Erspüren kann während der Massage durch zeitweiliges Schließen der Augen verstärkt werden.

LOWEN (1979, 281 u. 282) unterscheidet zwischen Kopf-Bewußtsein und Körper-Bewußtsein. «Es ist nicht das gleiche, ob man sich seines Körpers bewußt ist oder man Körper-Bewußtsein hat. Man kann sich seines Körpers auch ganz allein mit dem Kopf bewußt sein» und dabei wenig Kontakt zu seinem Körper haben. Für LOWEN ist das Körper-Bewußtsein meist unterentwickelt. Er bemüht sich in seiner Bioenergetik, «das Bewußtsein durch eine Intensivierung des Körper-Bewußtseins zu erweitern», ohne die Bedeutung des Kopf-Bewußtseins zu unterschätzen und arbeitet deshalb mit Sprache und mit Worten, um ein integriertes (Kopf-Körper-)Bewußtsein zu schärfen.

Körperausgrenzung (Body boundary)

Ein spezifischer Aspekt der Körperausgrenzung ist «das Erleben der Körpergrenzen, d. h. den eigenen Körper als deutlich von der Umwelt abgegrenzt zu erleben» (BIELEFELD 1986, 17). «Die Besonderheit der ‹Körpergrenzen› (body boundaries) liegt darin, daß sie dem gesunden Menschen in aller Regel gar nicht bewußt werden» (BIELEFELD 1986, 24).

Personen mit mangelnder Körperausgrenzung werden z. B. bei der Karate-Kampftechnik Schwierigkeiten mit kontrollierten Schlägen, Stößen und Tritten haben, die ja vor der Berührung des Gegners zurückgezogen werden müssen, um Verletzungen zu vermeiden. Umgekehrt müssen Tennis-, Squash- und Badmintonspieler ihre Körpergrenze gezielt auf den Schläger ausdehnen können.

Zwischen dem Komplex Körperausdehnung als Wahrnehmungsbereich und der hier angesprochenen Körperausgrenzung als Erlebnisbereich bestehen enge Bezüge, so daß die Massage auf beide Komplexe ähnlich wirkt. Gerade bei Streichungen im Bereich der Körperperipherie, insbesondere bei der Selbstmassage, oder auch bei den unterschiedlichen Streichungen und Reibungen mit variablem Druck kann die angesprochene Abgrenzung zur Umwelt erfahren, geübt und «gesteuert» werden. Wichtig ist auch hier die bewußte Verarbeitung.

Körpereinstellung (Body attitudes)

Hier geht es um die Einstellung, um das Verhältnis des einzelnen zu seinem Körper, um das, was der einzelne über sich denkt, speziell um die Zufriedenheit mit dem eigenen Körper (body satisfaction) (vgl. BIELEFELD 1986, 17 u. 28). Zweifellos hat «jedes Individuum eine Reihe von Einstellungen zu sich selbst, seinen Fähigkeiten, Fertigkeiten, Verhaltensweisen und nicht zuletzt zu seinem Körper». Diese sind «sozial gefärbt», weil sie anhand gesellschaftlicher Werte und Normen gemessen und bewertet werden (vgl. MRAZEK 1986, 227). Gesundheit, Figur/Körperbau und Aussehen sind Aspekte, die offensichtlich die Körperzufriedenheit bestimmen, bei einer «Untrennbarkeit von Gesundheit und körperlicher Leistungsfähigkeit» (vgl. MRAZEK 1986, 233–234). Zudem zeigen sich enge Zusammenhänge zwischen Selbstwerteinschätzung und der Einstellung zum eigenen Körper. Eine positive Selbstwertschätzung ist «eine notwendige Voraussetzung jeder menschlichen Existenz», und angstfreies Leben erfordert eine positive Selbstwertschätzung. Umgekehrt schafft «eine negative Körpereinstellung viele Probleme», die über den Körper hinaus «in alle Bereiche des Lebens reichen» (MRAZEK 1986, 233 u. 244).

Pädagogische und therapeutische Maßnahmen müssen auf eine positive Körpereinstellung und auf eine positive Selbstwertschätzung zielen. Massage kann m. E. auch in diesem Sinne als therapeutische Maßnahme wirken, denn meinem Körper wird mit der Massage durch den Partner Aufmerksamkeit entgegenbebracht; mein Körper ist (ihm) diese Pflege «wert». Damit kann gleichzeitig auch «Verhaltensdistanz» (von beiden Seiten) abgebaut werden.

Pädagogische und psychologische Aspekte der Massage

Wir haben schon gesagt, daß es selbstverständlich, gar trivial sein müßte, daß alle Menschen ein medizinisch-biologisches Basiswissen über ihren Körper haben. Zu diesem Basiswissen gehören faktische Kenntnisse über den Bau und über die Funktionen des Körpers und seiner Teile, d. h. über die Anatomie und Physiologie des passiven und aktiven Bewegungsapparats, des Kreislaufs, der Atmung und der Organe sowie die Grundbedingungen der Gesundheit. Dieses allgemeine Faktenwissen muß aber auf den eigenen Körper mit seinen individuellen Besonderheiten bezogen werden. Nur durch die Beachtung der eigenen körperlichen Gefühlsbefindlichkeit, bei Beachtung der Signale des eigenen Körpers, wird dieses Wissen für die Gesundheit des Individuums brauchbar.

Pädagogische und therapeutische Maßnahmen müssen auf eine positive Gesundheits- und Körpereinstellung und auch auf eine positive Selbstwertschätzung zielen, letzteres insbesondere beim Vorliegen eines Handicaps, damit es diesen Menschen gelingt, sich «als Menschen seiner Eigenart zu sehen, daß seine Selbstachtung seinen tatsächlichen Fähigkeiten entspricht» und er sich wegen seines «Gebrechens» nicht für minderwertig hält und dadurch verbittert (vgl. FELDENKRAIS 1978, 42).

Wie eine umfassende Erziehung das *Ganzheitsprinzip* von Körper, Geist und Psyche beachten soll, so sollte auch jeder Mensch von sich aus nach dieser Ganzheit streben. Erst ein solcher Einklang schafft auch die günstigen Voraussetzungen «für Gesundheit im ganzheitlichen Sinn der Weltgesundheitsorganisation» (vgl. LEIBOLD 1986, 11). Gleichzeitig bietet ein solcher Einklang von Körper, Geist und Seele den besten Schutz gegen psycho-somatische (seelisch-körperliche) Krankheiten. Nach der Satzung der Weltgesundheitsorganisation (WHO) ist die Gesundheit der Zustand optimalen körperlichen, geistigen und sozialen Wohlbefindens bei völligem Fehlen einer Krankheit oder Schwäche. Das für den einzelnen Menschen erreichbare Höchstmaß an Gesundheit ist danach eines seiner Grundrechte.

Der menschliche Lern- und Aneignungsprozeß erfolgt weitgehend über das eigene Handeln, über die Erfahrungen während des Handlungsvollzugs. Nicht zuletzt aus diesen Erkenntnissen wird dem Bewußtmachen von Körpererfahrungen, motorischen Problemlösungssituationen und dem Verständnis von Bewegungs- und Handlungszusammenhängen in der Sport- und Motopädagogik mehr und mehr Beachtung geschenkt.

Möglichkeiten zu einer gezielten und effektiven Vermittlung von Wissen und Kenntnissen vom Bau und den Funktionen des Körpers bietet ein handlungs- und (körper)erfahrungsorientierter Lern- und Aneignungsprozeß, der eine praktische und bewußte Auseinandersetzung mit dem eigenen Körper und auch mit dem Körper eines Partners bietet. Dabei muß die Aufmerksamkeit z. B. auf die Muskeln, auf ihre Aufgaben und Funktionen gelenkt werden. Muskeln können unterschiedlich «dick» und «stark» sein, sie können sich weich oder hart anfühlen; sie können Bewegungsarbeit (isotonische Arbeit) und Haltearbeit (isometrische Arbeit) leisten. Gerade die Massage bietet eine gute Möglichkeit zu einer solchen praktischen und bewußten Auseinandersetzung mit dem eigenen Körper (bei der Selbstmassage) und mit dem Körper des Partners (bei der Partnermassage). Bei der Partnermassage wird die taktile Wahrnehmung zur taktilen Kommunikation ausgeweitet.

In der Motopädagogik (in der psychomotorisch orientierten Erziehung) spielt die taktile Wahrnehmungsschulung eine besondere Rolle. Im Bereich der Mototherapie (der psychomotorischen Übungsbehandlung) sind die taktile Sensibilisierung bei Hypästhesie (Hypo-ästhesie = verminderte Berührungsempfindlichkeit) oder die taktile Desensibilisierung bei Hyperästhesie (gesteigerte Berührungsempfindlichkeit) üblich. Taktile Überempfindlichkeit äußert sich während der Partnermassage meist als «kitzlig» und ist oft nichts anderes als taktile Abwehr und Flucht vor einem Berührtwerden, vor engeren Sozialkontakten (vgl. KIPHARD 1983, 33 u. 35).

Die Massage bietet viele Möglichkeiten zur *Körpererfahrung,* sowohl des *Wahrnehmungs-* als auch des *Erlebniskomplexes,* in der praktischen und bewußten Auseinandersetzung mit dem eigenen Körper und durch taktile Kommunikation mit einem Partner. ‹Hauptangriffspunkte› für diese Auseinandersetzung bzw. für diese Kommunikation bei der Massage sind die

Haut und die Kinästhetik der Muskeln. «Die Haut stellt die Grenze zwischen dem Ich und der Umwelt, zwischen dem Ich und dem Du dar... Wir fühlen mit der Haut, und jede Berührung hinterläßt ein Gefühl. Diese Gefühle können lustvoll oder unlustvoll, schmerzlich sein, je nachdem welche Berührungsqualität vorangegangen ist... Die Menge, aber vor allem die Güte, d. h. Emotionalität der Hautkontakte, die dem Kind von der Umwelt entgegengebracht werden, bestimmt das ‹affektive Klima› (KIPHARD 1983, 41). Damit dient die Haut neben der schon genannten Orientierung am eigenen Körper dem Aufbau des «Körper-Ichs» (vgl. FREUD 1968, 179), der «Ich-Findung» und als «Eingangspforte für menschliche Sozialkontakte» (vgl. KIPHARD 1983, 41).

Als partnerschaftliche Kommunikation ist die kutane Berührung und Empfindung nicht nur eine Sache von Berührung und Druck, sondern mindestens teilweise eine Reaktion auf Kälte und Wärme. Damit ist die Hautnähe des Partners und das Gefühl seiner Wärme ein wesentlicher Bestandteil einer Liebesbeziehung.

Unsere Sinne, insbesondere Tastsinn und Kinästhetik der Muskeln, sind gleichsam «Fühler» des Gehirns, mit denen wir die Umwelt wahrnehmen und erleben. Durch bewußtes «Arbeiten» mit den Sinnen wird die Sinnesqualität gesteigert, die Sensibilität verfeinert und damit auch die Fähigkeit, Unterschiede zu fühlen, verbessert (vgl. FELDENKRAIS 1985, 186).

«Körpererfahrung und Körperbewußtsein sind Stationen einer wahrhaften Gesundheitserziehung, einer Erziehung, die Einsicht und Einstellung erreicht und nicht bei Körperwissen stehenbleibt» (GRÖSSING 1985, 41). Richtig verstandene Körpererfahrung im Sportunterricht und insbesondere während der Massage muß neben der Rückbesinnung auf die Körperlichkeit, auf deren bewußtes Wahrnehmen und Erleben, immer auch Gesundheitserziehung im ganzheitlichen Sinn der Gesundheit sein.

Zusammenfassung

Sporttreiben und (Sport-)Massage lassen sich zur gezielten Förderung von
Körpererfahrung und der Gesundheit sinnvoll kombinieren. Die bewußte
Orientierung auf den eigenen Körper während des Sporttreibens und der
Massage führt zum Selbstkennenlernen, zur Selbstfindung, zur «Einkörpe-
rung» (Inkarnation) der Persönlichkeit und damit zur «Koinzidenz» (zum
Zusammentreffen, zur Einheit) von Körper und Geist.

Partnermassage fördert zusätzlich die verbale und non-verbale Kommunikation, die Vermittlung und den Austausch von angenehmen Körpererleb-
nissen. Die Partner bilden eine Erfahrungsgemeinschaft, die zur körperlichen und seelischen Gesundheit und zu sozialem Wohlbefinden beitragen
kann. «Partnermassage» heißt hier zunächst nur einfach «Massage zu
zweit». Wie bedeutend aber «Streicheleinheiten» und Massagen als kutane
Kommunikation zwischen ‹echten› Partnern sind, z. B. als Demonstration
der Zuneigung, zeigt auch deren Einreihung im Bereich der Psychotherapie (vgl. LOWEN, MONTAGU u. a.).

Um die positiven Möglichkeiten der Massage voll zu nutzen, sind Grundkenntnisse in Theorie und Praxis der Massage wichtig, ebenso das Erlernen
der richtigen Massagetechniken. Wir wollen diese Kenntnisse in den Kapi-
teln «Theorie der Massage», «Anleitungen zur Praxis der Selbstmassage»
und «Anleitungen zur Praxis der Partnermassage» vermitteln.

Eine weitere Möglichkeit zur Körpererfahrung (und zur Gesundheit) in
Verbindung mit unseren Massagelehrgängen zeigte sich in der kutanen Sti-
mulierung bei der Anwendung von Kneipp-Güssen (s. S. 142 ff).

Theorie der Massage

Das Wort Massage kommt aus dem griechischen «massein» (= Kneten) und ist als Lehnwort aus dem Französischen in die deutsche Sprache übergegangen. Die Massage gehört zu den ältesten Handgriffen der Heilkunde (vgl. REINHARD 1967, 1). Sie dürfte aus einem Instinkt des Menschen erwachsen sein: Der Mensch streicht und reibt zur Schmerzlinderung die schmerzenden Körperstellen. Schon im Altertum war die Massage als Behandlungsmethode anerkannt, so bei den Persern, Ägyptern und Griechen, in Griechenland besonders im Zusammenhang mit den olympischen Wettkämpfen. Der römische Arzt GALENOS (131–201 n. Chr.) erwähnt die Massage schon als Sportvorbereitung, wenn er sagt, «das die Teile erweicht werden, was sich durch die lebhaftere Farbe, durch die größere Geschmeidigkeit der Glieder und die Fähigkeit, allen Bewegungen mit Leichtigkeit zu folgen, kundgibt» (vgl. HEIPERTZ 1972, 35).[2]

Der Schwede P. H. LING (1776–1839) stellte ein geschlossenes Gymnastiksystem auf und unterscheidet darin vier Arten der Gymnastik: Die pädagogische Gymnastik, die militärische Wehrgymnastik, die medizinische Heilgymnastik und die ästhetische Kunstgymnastik. Mit seiner Heilgymnastik geht die Massage in die Gymnastik-(Sport-)lehrerausbildung ein. Die medizinische Heilgymnastik von LING mit ihren Methoden der Widerstandsübungen, der passiven Bewegungsübungen und der Massage, wozu noch die Anwendung besonderer Apparate und Maschinen kam, ist zu einer Hauptgrundlage der heutigen Heilgymnastik geworden (vgl. BOGENG 1926, 105). LING werden auch Anleihen aus der französischen und der chinesischen Heilgymnastik nachgesagt.[3]

---

2 HEIPERTZ nennt den Arzt «Galen» (130–199 n. Chr.).
3 Der französische Einfluß zeigt sich auch in den heute noch gebrauchten Bezeich-

Massage ist die sachgerechte mechanische Bearbeitung der Körperoberfläche des Menschen durch die Hände des Masseurs, durch Massagegeräte
und/oder durch Wasserstrahl. Sie fördert zunächst die lokale Durchblutung
der Haut und der Muskulatur und wirkt auf das Unterhautzell- und Bindegewebe. Jede lokale Förderung des Kreislaufs wirkt sich aber gleichzeitig
auf den Gesamtorganismus aus. Der Rückstrom zum Herzen, insbesondere bei peripheren Stauungen, wird verstärkt.
Heipertz (1972, 35) konnte eine Muskelhyperaemie (Blutfülle) durch
Massage nachweisen. Damit ist auch eine wissenschaftliche Grundlage für
die Anwendung der Massage als Vorbereitungsmassage und Entmüdungsmassage gegeben (vgl. S. 34 ff, Kategorien der Sportmassage). Während
durch eine Pause die Muskelleistung um ein Fünftel verbessert werden
konnte, bewirkte die Massage eine Steigerung um das Doppelte. Vor allem
werden durch die Massage Stoffwechsel- und Ermüdungsprodukte (Me-
taboliten, z. B. Milchsäure) verstärkt abtransportiert und neuer Sauerstoff
und neue Nährstoffe herangeführt.
Wir fördern also durch die Massage nicht nur den *Blutstrom,* sondern
gleichzeitig den *Lymphstrom.* Die Wirkung der Massage ist nicht auf die
Haut und Muskulatur beschränkt; sie zeigt Rück- und Auswirkungen auf
den Gesamtorganismus, insbesondere auf das Gefäßsystem von Blut und
Lymphe, aber auch auf die inneren Organe, durch sensible Impulse über
das Rückenmark und das vegetative (zentrale) Nervensystem (ZNS). Die
Rückwirkung auf das ZNS führt in Richtung Vagotonie mit vertiefter und
verlangsamter Atmung und Abnahme der Herzfrequenz (vgl. de Marées
1976, 243).
Die gebräuchlichsten Massageformen sind:
– *Klassische Massage,* als Trockenmassage ohne oder auch mit Massagege-

nungen: Streichung = Effleurage, Knetung = Pétrisage, Reibung = Friktion,
Klopfen = Tapotement.
In China ist die Akupressur eng mit der Akupunktur verwandt. Die Akupunktur
ist eine 4000 bis 5000 Jahre alte Heilmethode der Chinesen. Sie geht auf die
Amma-Massage zurück (am = drücken, ma = streicheln), bei der kalte und ge-
fühllose Hände und Füße bzw. schmerzende Körperstellen mit Fingern und
Handflächen gestrichen und gedrückt wurden. Diese chinesischen Heilmethoden
gelangten über Korea nach Japan. Hier entstand im 18. Jahrhundert das Shiatzu
als eine Verbindung von Akupunktur und «am-ma» (vgl. Irwin 1983, 14; Shi =
Finger, atzu = Druck).
Akupressur ist eine Fingerdruck-Massage (acus = Punkt, pressare = drücken); sie
beeinflußt die gleichen «zentralen Punkte» des menschlichen Körpers wie die
Akupunktur, verzichtet aber auf das Einstechen von Nadeln. Dabei entfällt die
Infektionsgefahr der Nadeltherapie. Die Akupressur kann auch von Laien und in
Selbstbehandlung durchgeführt werden (vgl. Irwin 1983, 15; Schwope 1984).

rät und meist mit vorangegangener Wärmeanwendung; vorwiegend als
Muskelmassage.
- *Bindegewebsmassage,* als Reflexzonenmassage mit spezieller Wirkung
  auf das Unterhautbindegewebe.
- *Unterwassermassage* mit Wasserstrahl oder auch manuell.

Sportmassage

Unter Sportmassage verstehen wir die spezifische Anwendung der Massage
im Sportbetrieb. Die Heilmassage wird bei verschiedenen Krankheitssymptomen, meist auf Anordnung eines Arztes, als Reiztherapie eingesetzt.
Gerade bei der Behebung von Verletzungsfolgen werden auch viele Sportler «heil»-behandelt.

Die eigentliche Sportmassage hat es vorwiegend mit (vermeintlich) gesunden sporttreibenden Menschen zu tun. Nicht alle Sporttreibenden sind aber
so vollgesunde und kräftige Menschen, wie sie rein äußerlich und nach
ihren Leistungen scheinen. Extreme Belastungen und permanente Über-
beanspruchungen haben oft bleibende, nicht mehr heilbare Verschleiß-
erscheinungen und sekundäre Sportschäden zur Folge (vgl. KUPRIAN 1981,
2). Zusätzlich kommen heute oft auch ältere Menschen zum Sport, die
schon eine Reihe von Schäden aufweisen.
Der kranke Mensch ist oft schon froh, wenn durch die Massagebehandlung
seine Schmerzen gelindert werden, während der Sportler in erster Linie
eine Leistungssteigerung bzw. eine schnelle Heilung erwartet, um einen
möglichst geringen Trainingsverlust hinnehmen zu müssen.
Der Unterschied zwischen der Sport- und Heilmassage liegt z. T. in der
unterschiedlichen Stärke (Dosierung) der angewandten Massagegriffe,
mehr aber noch in der individuellen Einstellung auf den einzelnen Sportler,
auf seinen Trainings- und Leistungszustand, auf die Nähe oder Ferne eines
Wettkampfes, auf die besonderen Anforderungen der einzelnen Sportart
und nicht zuletzt auch auf die Psyche des Sportlers. THOMSEN (1970, 4)
sieht in der Sportmassage eine Steigerung der allgemeinen Massage; er hat
auch ärztlicherseits nicht das geringste dagegen einzuwenden, wenn wirk-
lich gesunde Menschen ihren Körper «mit einfachen Handgriffen bearbei-
ten». DEUSER (1962, 25) setzt voraus, daß «der gute Sportmasseur zumindest ein guter Heilmasseur» ist.
Der Sportmasseur sollte die sportartspezifischen Einwirkungen auf den
Körper, die Anforderungen an einzelne Muskeln und an funktionelle Mus-

kelketten («Muskelschlingen»; vgl. Tittel 1974, 340) kennen.[4] Dieses Kennen und Erkennen wird dem Masseur um so leichter sein, wenn er auf möglichst vielen Gebieten des Sports praktische Erfahrungen gesammelt hat.

Die Leistungsfähigkeit eines Sportlers hängt von seinen konditionellen Grundeigenschaften (körperlichen Eigenschaften; vgl. Abb. 6), insbesondere von seiner Organ- und Muskelkraft ab. Durch geeignete Trainingsmaßnahmen können die körperlichen Eigenschaften, kann die Kondition verbessert werden, sowohl in bezug auf die allgemeine Leistungsfähigkeit wie auch in bezug auf die spezifische Leistungsfähigkeit in einer bestimmten Sportart oder Sportdisziplin (vgl. Röthig 1976, 161).

Durch Sportmassage kann die Effektivität des Trainings erhöht werden. Sie spielt «eine besondere Rolle bei der Vorbereitung für Training und Wettkampf und im Anschluß an die körperliche Anstrengung zur Wiederherstellung der Leistungsfähigkeit» (vgl. Prokop 1950, 7). Gleichzeitig wird durch die Sportmassage das allgemeine Wohlbefinden des Sportlers geför-

Abb. 6: Die körperlichen Eigenschaften (Schwope 1981, 84)

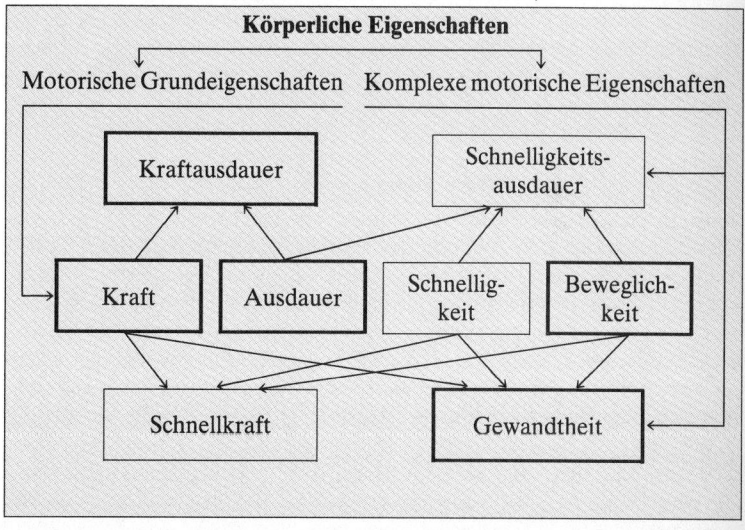

---

4 Als «Muskelschlingen» bezeichnet Tittel Muskelgruppen, die sich «zu gemeinsamem Handeln zusammenschließen» (1974, 340; vgl. auch Kuhn 1979, 50; Knebel 1987).

dert, und sie kann ein wichtiger Teil der psychologischen Wettkampfvorbereitung sein» (vgl. KUPRIAN 1981, 43). Die Massage vermittelt im direkten Bewußtsein, daß mir geholfen wird und daß ich etwas Zusätzliches für meine Leistungsfähigkeit getan habe, was insgesamt zur Stärkung des Selbstvertrauens führen dürfte.

Körperbewegungen werden durch Muskelkraft ausgelöst. Dabei unterscheiden wir zwischen Arbeitsmuskeln (Agonisten) und Gegenmuskeln (Antagonisten, «Bremsmuskulatur»; vgl. auch «Muskelschlingen», Abb. 7). Die Anspannung (der Tonus) der Gegenmuskulatur gleicht in ihrer (seiner) Wirkung dem ‹Fahren mit angezogener Handbremse›. Eine besondere Aufgabe der Sportmassage besteht darin, den Muskeltonus herabzusetzen, um die Bremswirkung zu verringern und so das Leistungsvermögen, die «Spritzigkeit» des Sportlers, zu erhöhen (vgl. DEUSER 1962, 22).

Neben dem eigentlichen Training (Kraft, Ausdauer, Technik usw.) dienen eine Reihe von *trainings- und wettkampfbegleitenden Maßnahmen* der Gesundheit und der Leistungssteigerung, z. B. zweckmäßige Ernährung, funktionelle Kleidung, Körper- und Hautpflege, psychologische Betreuung und physiotherapeutische Behandlungen.

Die *physiotherapeutischen* Maßnahmen lassen sich in aktive und passive Maßnahmen gliedern, die aber oft miteinander verflochten sind.

– *Aktive* Maßnahmen sind: Aufwärmen und Vordehnen, Zweckgymnastik und Ausgleichssport, Lockerungsübungen (Auslaufen, Ausschwimmen, Selbstmassage).

– *Passive* Maßnahmen sind: (Sport-)Massage, Wärmeanwendungen, Entmüdungsbad, Sauna usw.; funktionelle Verbände (Tape-Verbände).

Die Selbstmassage und die (Sport-)Massage führen zu propriozeptiven (aus dem eigenen Körper vermittelten) Körpergefühlen und damit zu mehr Beachtung des eigenen Körpers. Der Sportler bekommt ein Gefühl für den normalen «Härtegrad» seiner Muskeln. Er wird dann auch leichter Veränderungen und Muskelhärten selbst erkennen und sich (hoffentlich) rechtzeitig und richtig, d. h. fachmännisch, behandeln lassen.

Muskelhärten zu erkennen und zu erfühlen ist auch für den Masseur außerordentlich wichtig, um sie dann durch eine «kunstgerechte Massage zur Aufsaugung zu bringen» (THOMSEN 1970, 12). Besondere Beachtung gilt auch dem Übergang vom Muskel in die Sehne und dem Sehnenansatz (Gefahr von Tendinosen und Tendopathien). Der Masseur sollte dem Sportler auch die (Muskel-)Veränderungen «zeigen» und ihm so das «Körperfühlen» vermitteln.

Nach THOMSEN (1970, 12) ist eine Massage ohne passive und aktive Übungen unvollständig, dabei sind auch die Gelenkfunktionen (im Vergleich beider Körperseiten) zu überprüfen. Leider werden solche Bewegungsübungen nur selten mit Massagen verordnet, so daß in der Massagepraxis keine Be-

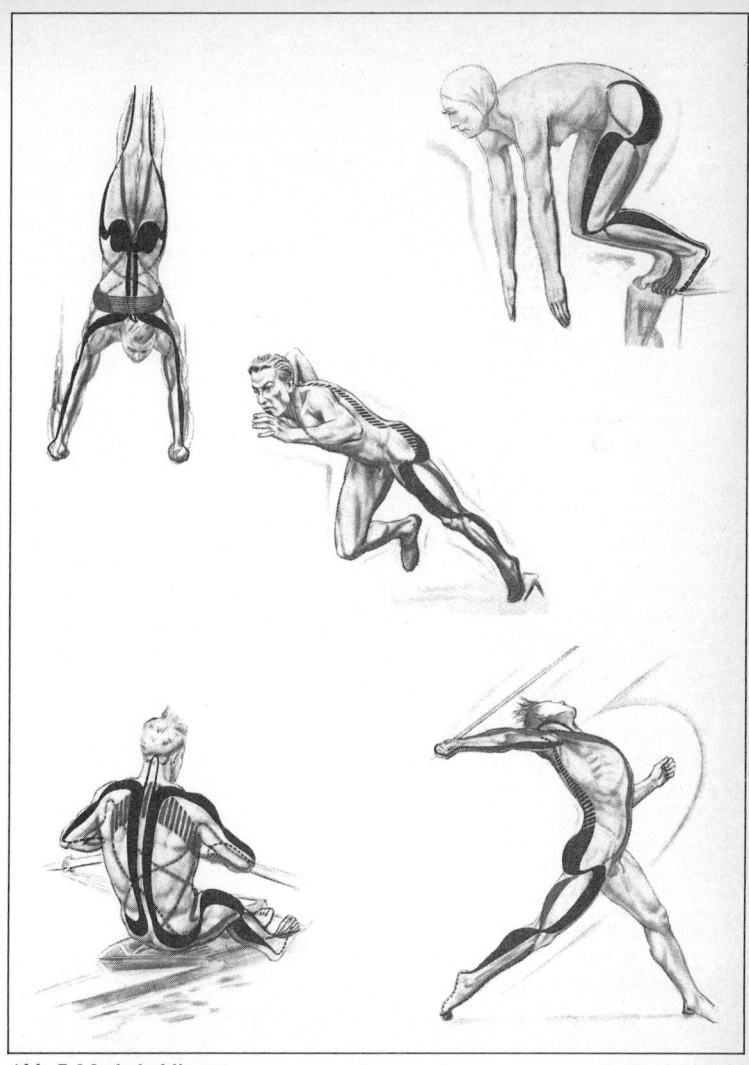

Abb. 7: Muskelschlingen
Die dunkleren Schlingen zeigen jeweils die Streckschlingen, die helleren Schlingen
die Beugeschlingen an.
Die Abbildungen zeigen die Muskelschlingen verschiedener Sportarten bzw. Sport-
disziplinen. Das Muskelspiel von Streck- und Beugeschlingen wechselt einander ab.
Trotz Aktivität gleicher Schlingen sind deren Beanspruchungen von Sportart zu
Sportart sehr unterschiedlich (*Quelle:* TITTEL 1974, 350f).

handlungszeit für aktive und/oder passive Bewegungsübungen bleibt und sich die Patienten gar beklagen, wenn die Massagezeit durch solche Übungen reduziert wird.

Massage kann die aktive Aufwärmarbeit (das Warmlaufen usw.) eines Sportlers zur Erzielung einer optimalen Mehrdurchblutung (Hyperaemie) gut unterstützen, nie aber ersetzen! Sie muß zu dieser Unterstützung entsprechend vorgeschaltet werden. Nach PROKOP (1950, 12) ist der Ablauf der Mehrdurchblutung «in bezug auf Dauer und Intensität individuell und lokal zwar verschieden, zeigt aber immer ein typisches Bild» mit einem regelmäßigen Durchblutungsmaximum etwa in der 15. bis 20. Minute nach Beendigung der Massage (Abb. 8). Die Gesamtdauer dieses Effektes kann je nach Temperatur «und Massagedauer zwischen 40 und 70 Minuten schwanken». Ebenso wesentlich ist auch die Kenntnis der optimalen Massagedauer. Hier fand PROKOP (1950, 13) «als günstigste Dauer für eine mittelstarke Massage die Zeit von drei bis vier Minuten» an einer Körperstelle (Abb. 9).

In der praktischen Anwendung der Sportmassage werden folgende Kategorien unterschieden:
Trainingsmassage, Vorbereitungs- oder Einstellungsmassage, Zwischenmassage und *Entmüdungs- oder Wiederherstellungsmassage*.

Abb. 8: Schematischer Verlauf der Mehrdurchblutung während und nach einer kurzen Massage (nach PROKOP 1950, 12)

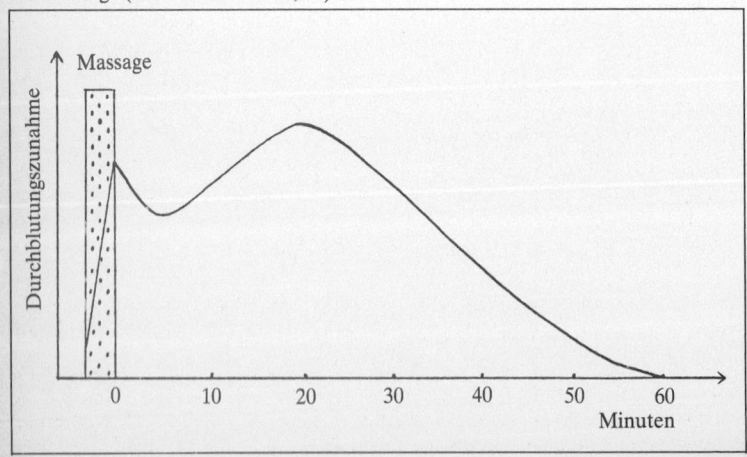

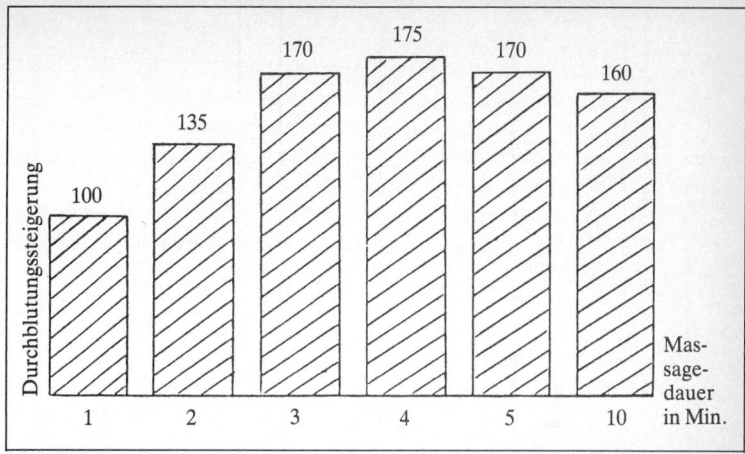

Abb. 9: Durchblutungseffekt bei verschiedener Massagedauer an einer Körperstelle. Auffallend ist, daß bei längerer Massagedauer der Durchblutungseffekt wieder geringer wird (nach Prokop 1950, 13)

Trainingsmassage

Die Trainingsmassage ist in der trainingsfreien Zeit ein wertvolles Mittel zur Körperpflege. Sie dient dabei gleichzeitig der Vorbereitung zur Wiederaufnahme des Trainings nach einer Trainingspause, wenn Muskulatur, Bindegewebe und Haut kräftige Stoffwechselimpulse brauchen. Die Trainingsmassage kann anfangs hart und kräftig durchgeführt werden, auch um den Körper an eine kräftigere Massage zu gewöhnen. Eine gute Massage kann hin und wieder einmal ein Training ersetzen (vgl. Deuser 1962, 25), dies aber wohl nur bei Übertraining und bei Krankheitssymptomen.
Massagen, die nach einem harten Training verabreicht werden, müssen zur Kategorie der Entmüdungsmassagen gerechnet werden (vgl. S. 36).

Vorbereitungs- oder Einstellungsmassage

Eine optimale Wirkung der Vorbereitungs- oder Einstellungsmassage ist gegeben, wenn die Massage in die Gesamtvorbereitung des Sportlers richtig eingebaut ist. Die Vorbereitungs- oder Einstellungsmassage hat den Sinn, die Muskulatur vor einem Wettkampf, vor einer geplanten Leistung, noch etwas aufzulockern und ihre Elastizität durch lockernde Griffe zu erhöhen. Hier spielt auch die psychologische Komponente eine besondere

Rolle, die «Einstellung» auf den Wettkampf. PROKOP (1950, 8) bezeichnet diese Kategorie als Wettkampfmassage.

Die Massagegriffe müssen weich und vorsichtig ausgeführt werden. Sie sollen weniger tiefgreifend sein, dafür aber mehr lockern, und sie sollen leichte Dehnungen einbeziehen. Eventuell können durchblutungsfördernde und wärmespendende Massagemittel (hyperaemisierende Linimente) zu Hilfe genommen werden.

Wir erinnern hier noch einmal daran, daß die Massagewirkung nach etwa 15 bis 20 Minuten ein Maximum erreicht (vgl. S. 34); sie muß also entsprechend vorgeschaltet werden. Selbst die beste Massage kann aber nicht die *Aufwärmarbeit* des Sportlers ersetzen, sondern diese nur ergänzen! Die Erwärmung der Hautoberfläche durch Massage beträgt etwa zwei Grad, während durch eine gute aktive Aufwärmarbeit, verbunden mit einigen Stretchingübungen eine Steigerung der Muskeltemperatur auf etwa 40 Grad erreicht wird. Die so erreichte Wärme bringt eine größere Startbereitschaft und schützt gleichzeitig vor Verletzungsgefahren.

Zwischenmassage

Die Zwischenmassage wird in den Wettkampfpausen, zwischen zwei Starts oder Halbzeiten durchgeführt. Sie ist demnach eine Kombination von *Entmüdungsmassage* und erneuter *Vorbereitungs-* oder *Einstellungsmassage*. Die Zwischenmassage muß insgesamt weich, vorsichtig, ohne harte Griffe durchgeführt werden. Die zuvor besonders beanspruchten Muskelgruppen werden durch Ausstreichen und leichtes Kneten entmüdet, und die neu zu beanspruchenden Muskelgruppen werden durch auflockernde Griffe und Schüttelungen vorbereitet.

Entmüdungs- oder Wiederherstellungsmassage

Die Entmüdungsmassage soll für eine möglichst rasche Entfernung von sauren Ermüdungsstoffen sorgen, für eine Verringerung der Anstrengungsfolgen und für eine beschleunigte Wiederherstellung der vollen Leistungsfähigkeit des Sportlers. Sie folgt am besten innerhalb von zwei bis drei Stunden nach der sportlichen Anstrengung (Training oder Wettkampf) und nach einem heißen Bad (Duschbad, Sauna usw.). Nach der Massage ist dann eine Liegeruhe oder Schlaf sinnvoll.

Das gründliche Durcharbeiten ist ein vorzügliches Mittel zur schnellen Erholung. Neben den besonders beanspruchten Muskelpartien werden auch weniger beanspruchte Körperabschnitte massiert. Zweckmäßig ist hier eine Ganzmassage, die gleichzeitig als ‹Inspektionsmassage› dienen kann.

Mit der Trainingsintensität wird auch die Intensität der Entmüdungsmassage gesteigert. Aber auch die beste Massage kann nicht einen gelegentlichen Muskelkater verhindern. Schmerzhafte und besonders empfindliche Muskelstellen werden nicht zu hart bearbeitet. Die Entmüdungsmassage kann auch vorzüglich als Unterwassermassage (37 bis 40 Grad) durchgeführt werden, evtl. auch mit Zusätzen von Moorlauge, Heublumenextrakten usw.

Wir kommen hier noch einmal auf die «Muskelschlingen» zurück (vgl. S. 32 u. 33). Jeder Bewegungsablauf ist mehr als lediglich eine Summierung von Muskel-Teilbewegungen. Jede Einzelkontraktion ist vielmehr in ein ganzheitliches Geschehen des Bewegungsablaufs integriert. Die Gelenk- und Hebelzuordnung eines jeden Muskels ist integriert in ein System «kinematischer Ketten». An den Bewegungen einer kinematischen Kette sind ebenfalls übergeordnete, funktionelle Muskelgruppen als «Muskelschlingen» beteiligt. Während sich die Muskeln einer Beugeschlinge kontrahieren, werden die Muskeln der zugeordneten Streckschlinge (vor-)gedehnt und damit schon auf ihre anschließende Kontraktion vorbereitet. Der Sportmasseur muß dieses ‹Muskelspiel› erkennen und beachten.

Wirkungen der Massage

Einige Wirkungen der Massage wurden schon angesprochen; sie sollen aber hier noch genauer besprochen werden.

Wirkung auf die Haut und das Unterhautzellgewebe

Die Haut und das Unterhautzellgewebe werden bei jeder Massage mitbetroffen, aber auch bewußt der Massagewirkung unterzogen. Die Haut hat lebenswichtige Funktionen als Schutzorgan, Sinnesorgan, Ausscheidungsorgan und Wärmeregulator zu erfüllen. Ihr kommen aber auch hormonelle Funktionen zu: Freimachen von Gewebereizstoffen, z. B. Azethylcholin (wirkt gefäßerweiternd) und Histamin (wirkt auf die Magensekretion). Es besteht also eine starke Rück- und Wechselwirkung auf den gesamten Organismus.

Reibung erzeugt Wärme – vorwiegend hautwirksame Massagegriffe sind Streichungen und leichte Reibungen; sie führen zu einer Hyperaemisierung (Mehrdurchblutung) und zum «Ausdrücken» (Ausstreichen) der oberflä-

chigen Venen und Lymphgefäße. Zu den besonderen «Hautreizgriffen»
zählen u. a. Blitz- oder Flammengriff, Klatschungen und Hackungen.
Diese Griffe wirken gleichzeitig auch in die Tiefe. Eine ähnliche Wirkung
(Hyperaemisierung) erzielt man mit Trockenbürstungen, mit Massagehandschuh oder mit einem Massageband (vgl. Selbstmassage des Rückens,
S. 70).
Die Unterhaut reagiert besonders auf Zug und damit auf Hautverschiebungen, wie sie bei oberflächigen Knetungen, bei Dehn- und Anhakstrichen
oder Friktionen (Zirkelungen) gegeben sind.

Wirkung auf das Gefäßsystem

Der gesamte Blutkreislauf und Lymphstrom werden durch Massage beeinflußt. Die Gefäße werden *herzwärts* «ausgestrichen»; der Rückstrom des
venösen Blutes und der Säftestrom der Lymphe werden mechanisch unter-
stützt. Die Körperglieder werden gewissermaßen entwässert. Dadurch
kann das nachdrängende frische Blut schneller und leichter nachströmen.
Die Versorgung und auch die Erholung des Organismus wird so beschleu-
nigt.

Wirkung auf die Muskulatur

Zunächst wird eine vermehrte Blutdurchströmung der Muskeln erreicht
und damit verbunden ein besserer Abtransport von Ermüdungsstoffen
(Milchsäure usw.). Durch eine Muskelmassage kann die Erholungszeit, die
sonst Stunden, evtl. Tage dauert, wesentlich verkürzt werden.
Ein ermüdeter Muskel ist empfindlich. Eine zu harte, schmerzhafte Massage wird sich ungünstig auswirken. Wir setzen deshalb zunächst durch eine
leichte Massage die erhöhte Empfindlichkeit herab, um dann erst mit tiefer
gehenden, kräftigen Streichungen, Knetungen und Friktionen die Ermü-
dungsstoffe abzubauen. Ähnlich verfahren wir bei Spannungsschmerzen
durch einen hypertonischen Hartspann (Muskelhärten, Myogelosen).
Der wichtigste Massagegriff zur Muskelmassage «aller faßbaren Muskeln»
ist die *Knetung*. Dabei führen weiche, in einem langsamen Rhythmus ausgeführte Knetungen zur Entspannung und Tonusminderung, während
kräftige und schnelle Knetungen eine Tonuserhöhung bewirken; sie sind
gleichzeitig stärker hyperaemisierend. Herzwärts ausgeführte Knetungen
und feste Ausstreichungen im Bereich der Extremitäten fördern den Ve-
nen- und Lymphrückstrom.
Eine Lockerung und Entspannung der Muskulatur wird durch Rollungen,
Schüttelungen und Vibrationen erreicht, während die o. g. Hautreizgriffe

tonisierend wirken. Muskelhärten (Myogelosen und hypertonische Muskelfaserstränge) werden durch gezielte Fingerreibungen und Friktionen bearbeitet. Mit Friktionen erreicht man auch tiefer liegende, nicht faßbare Muskeln.

Wirkung auf die Gelenke

Mit jeder gründlichen Haut- und Muskelmassage wird auch gelenknahes (periartikuläres) Gewebe erfaßt. Eine spezielle Gelenkmassage sollte aber, wie auch die Periost-(Knochenhaut-)Massage, dem Fachmann (dem ausgebildeten Masseur oder Physiotherapeuten) vorbehalten bleiben.
Bei Gelenkschwellungen steht die Anregung der «Abflußwege» im Vordergrund. Dann werden die Schwellungsränder vorsichtig und locker behandelt. Entzündete Gelenke dürfen nicht massiert werden (vgl. Massageverbote). Als Nachbehandlung von Gelenkerkrankungen und nach Ruhigstellungen kann durch gezielte Massage und begleitende Gymnastik (aktive und passive Bewegungen) starke Besserung erreicht werden. Typische Massagegriffe sind hier Streichungen, halbkreisförmige Knetungen und Friktionen. Im Gegensatz zum Muskel wird die Gelenkkapsel bei leichter Anspannung massiert.

Gegenindikationen – Massageverbote

- Keine Massage bei frischen Verletzungen, bei fieberhaften Erkrankungen (Infektionen) und bei entzündlichen Veränderungen (eitrige Prozesse, Geschwüre, Gelenkerkrankungen, Sehnenscheidenentzündungen usw.)!
- Besondere Vorsicht ist auch bei Krampfadern und Thrombosen geboten (Emboliegefahr)! Krampfadern dürfen nur nach ärztlicher Konsultation massiert werden, wenn diese weich und ohne Entzündung sind.
- Bei hinzutretenden Krankheitsbildern (örtliche oder allgemeine Temperaturerhöhung, Ekzeme usw.) muß eine Massagebehandlung abgebrochen werden. Im Zweifelsfalle ist immer ein Arzt zu befragen!

Voraussetzungen zur Massage

Wichtigste Voraussetzungen sind Grundkenntnisse der Anatomie und Physiologie des menschlichen Körpers, die Beherrschung der Massagetechniken und die Beachtung der Massageverbote. Die Raumtemperatur sollte 21 bis 25 Grad betragen, und im Raum sollte eine ruhige Atmosphäre herrschen.
Auch bei Teilmassage müssen beengende Kleidungsstücke zumindest gelockert werden (Gürtel, Hosenbund, Hüfthalter, BH usw.), um die «Abflußwege» frei zu halten. Bei Ganzmassagen (Dauer 50 bis 60 Minuten) werden die jeweils nicht behandelten Körperteile mit einer Decke gegen Wärmeverlust geschützt. Ganzmassagen und Bauchmassagen nicht nach Hauptmahlzeiten und frühestens eine Stunde nach leichten Mahlzeiten ansetzen! Harn- und Stuhlentleerung ist vor jeder Massage angezeigt. Vorsicht bei Bauchmassagen während der Menstruation und besonders auch während der Schwangerschaft (nur leichte Streichungen, keine Knetungen!).

Hygiene

Allgemeine Sauberkeit, saubere Hände (Waschen vor und nach jeder Massage), kurze und abgerundete Fingernägel sind Grundvoraussetzungen. Sauberkeit ist wichtig beim Masseur und beim ‹Patienten›, sonst werden leicht Staub und Schmutz in die Hautporen hineinmassiert und es kommt zu Entzündungen. Bei längeren und nicht abgerundeten Fingernägeln kann es zu Kratzverletzungen kommen.
Die Hände des Masseurs müssen weich und geschmeidig sein. Raue und rissige Hände unbedingt mit Ölen oder Cremes pflegen und Schwielen entfernen. Keine Ringe und Armbänder tragen – Verletzungsgefahr!
Der ‹Patient› muß sauber zur Behandlung kommen, möglichst mit geschmeidiger, trockener und warmer Haut. Nach einem Bad oder nach Schwitzen muß die Haut gut trockengerieben werden. Wärme und Wärmebehandlung tragen zur Geschmeidigkeit bei. Gleitmittel (Haut-/Massageöl, in seltenen Fällen auch Puder) sollen bei feuchten Händen und feuchter Haut, aber auch bei starker Behaarung ein Reißen, insbesondere an den Haarbälgen, vermeiden (Entzündungsmöglichkeiten). Die Massage muß insgesamt als angenehm empfunden werden; sie soll und darf keine Schmerzen bereiten, auf keinen Fall blaue Flecken anmassieren!
Die Massage ist ohne Gleitmittel wirkungsvoller! Zu starkes Einölen oder übermäßiger Pudergebrauch lassen auf einen schlechten Masseur schließen; er will ‹glatte› Arbeit vortäuschen. Das Gleitmittel wird in die Hand

gegeben und dann auf die zu massierenden Körperteile verteilt, nicht aber aufgegossen.

Die Verwendung von Hautöl und Lotion ist besonders angeraten, wenn kein Hautreiz erwünscht ist bzw. wenn die Haut schuppig, spröde oder sehr trocken ist. Gleiches gilt bei der Behandlung von Narben, Muskelhärten und bei längeren Friktionen. Meistens genügt es aber, eine geringe Menge des Mittels in der Hand des Masseurs zu verreiben.

Die Hände müssen Tasten lernen, um Spannungen, Verhärtungen usw. zu erfühlen. Individuelle Empfindsamkeit und Ansprechbarkeit sind zu beachten und zu berücksichtigen.

Lagerung und Arbeitshaltung

Die jeweils zu behandelnde Muskulatur muß entspannt sein. Hierzu werden Ursprung und Ansatz des Muskels leicht genähert, z. B. durch Unterlegen einer Rolle. Die Behandlung sollte von allen Seiten möglich sein. Üblich ist der Gebrauch einer Massagebank. Die Höhe der Bank ist richtig, wenn der ‹Patient› etwa hüfthoch liegt bzw. wenn dann bei rechtwinklig angebeugten Unterarmen die Hände des Masseurs gerade aufliegen (Foto 1). Ideal sind Massagebänke, die sich in der Höhe verstellen lassen

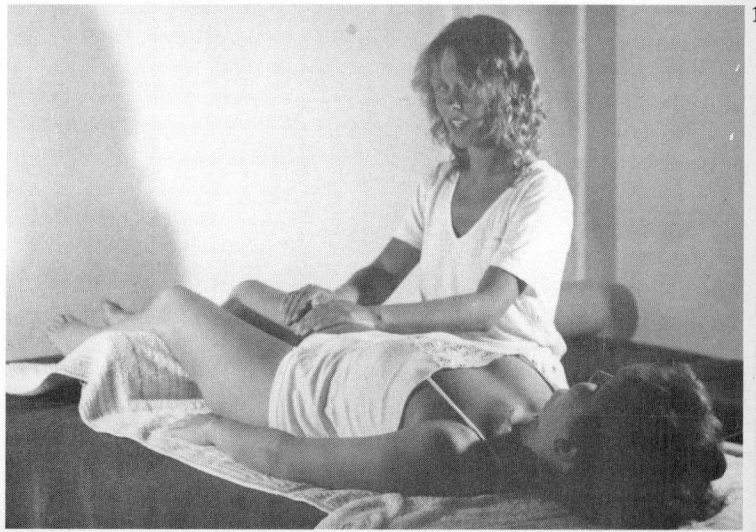

1

2

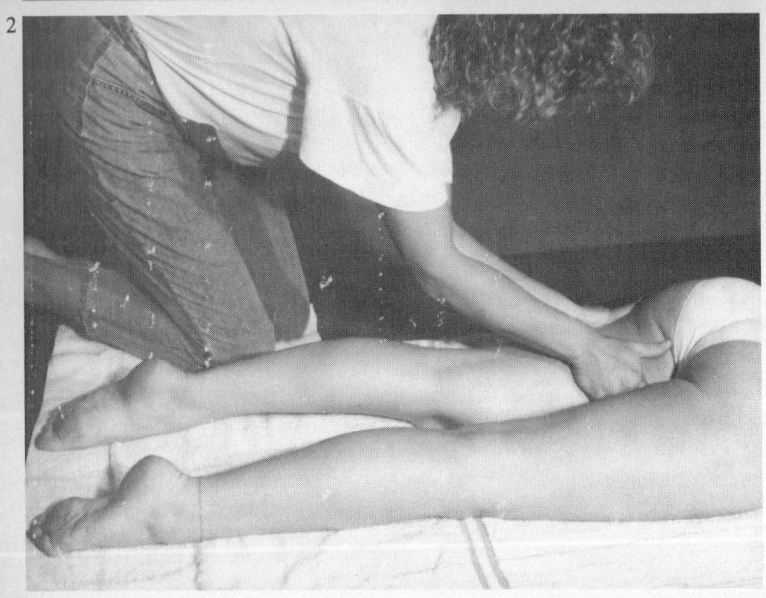

und zusätzlich nach oben und unten verstellbare Kopfteile haben. Der Patient dreht dann noch seinen Kopf zum Masseur, um so auch Blickkontakt zu erzielen. Ein starkes Hohlkreuz wird durch eine zusätzliche Rolle ausgeglichen. Die Körperhaltung des Masseurs (der Masseurin) soll aufrecht und entspannt sein. Der ganze Körper soll die Ausführung der Massagegriffe rhythmisch unterstützen. Beide Hände sollen möglichst gleichmäßig arbeiten. Eventuell ist Hand- und Fingergymnastik angezeigt.
Wir zeigen hier auch die Lagerung auf dem Boden, um Ausführungsmöglichkeiten der Massage im allgemeinen Sportbetrieb und für den Hausgebrauch anzubieten.
Bei einer Lagerung auf dem Boden ist die Körperhaltung des (der) Massierenden etwas unbequemer und nicht unbedingt ideal (Foto 2); hier wird aber auch nicht stundenlang massiert, wie dies oft für den (die) Berufsmasseur(in) der Fall ist.

Massagegriffe

Jede Massage besteht aus einer Anzahl von Massagegriffen, die, je nach den Erfordernissen der Körperpartie, die massiert wird und dem Massageziel, auf verschiedene Art kombiniert und wiederholt werden. Eine festgelegte Reihenfolge für diese Massagegriffe gibt es nicht. Man beginnt und endet jedoch jeweils mit Streichungen. Wichtig ist, daß bei allen Massagegriffen der Hautkontakt beibehalten bleibt, d. h., die massierenden Hände gleiten immer mit Hautkontakt in die nächste Ausgangsposition.

Streichungen (Effleurages)

Streichungen sind «gleitende Griffe», sie werden als Einleitungs-, Überleitungs- und Endgriffe angewandt und auch zwischendurch immer wieder eingeschoben. Die Streichungen können als lange Striche oder auch als große Kreise, schiebend oder ziehend, ausgeführt werden. Leichte, weiche Streichungen bewirken einen leichten Hautreiz. Bei Druckverstärkung wirken sie mehr in die Tiefe und gehen letztlich in Reibungen über.

Handstreichungen

Bei den Handstreichungen liegt die ganze Hand mit angelegtem oder abgespreiztem Daumen auf und paßt sich der jeweiligen Körperpartie an (Foto 3). Mit abgespreiztem Daumen wird insbesondere bei faßbaren Muskelgruppen massiert. Beide Hände können gleichzeitig (parallel) massieren oder abwechselnd. Bei Hand-über-Hand-Streichungen arbeiten beide Hände fließend nacheinander (Foto 4).

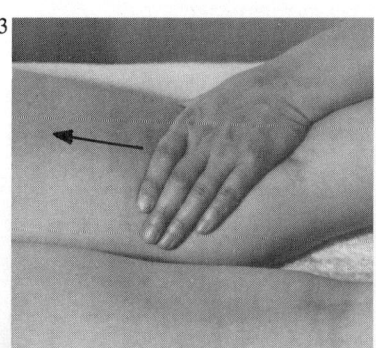
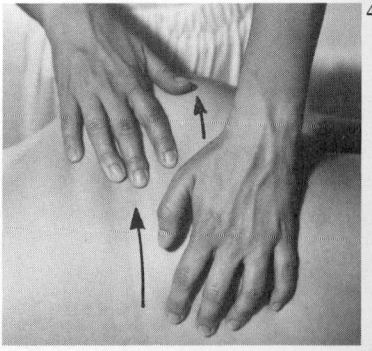

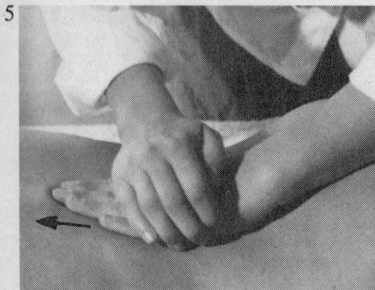

Wenn die Streichungen mit mehr Druck ausgeführt werden – dies ist besonders bei Streichungen mit «beschwerter» Hand (eine Hand drückt auf die andere) der Fall –, ist der Übergang zu den Reibungen vollzogen (Foto 5).

Fingerstreichungen

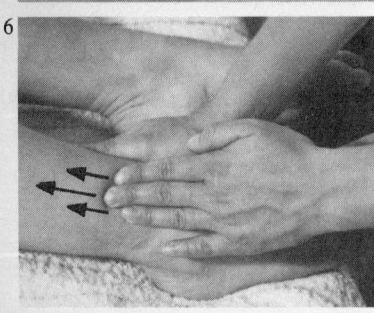

Fingerstreichungen werden mit einem oder mehreren Fingern (Foto 6) oder auch mit dem Daumen ausgeführt, dabei können beide Hände wieder gleichmäßig (parallel) oder abwechselnd arbeiten. Wenn bei Fingerstreichungen die Hände steiler gestellt werden oder die Fingerstreichungen mit «beschwerter» Hand ausgeführt werden, geht man auch hier zur Reibung über.

Knöchelstreichungen

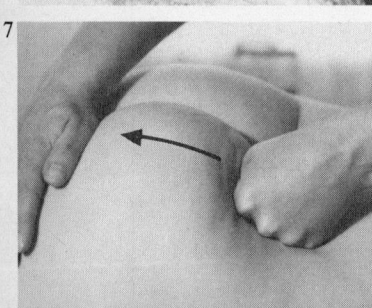

Knöchelstreichungen werden bei geballter Faust mit den Grundgliedern der Finger ausgeführt. Die Knöchelstreichungen sind nah bei den Reibungen angesiedelt (Foto 7).
Eine Zwischenform zwischen Knöchel- und Fingerstreichungen ist beim «Plättgriff» gegeben (Foto 8). Hier «plätten» (bügeln) die ganz aufgelegten Fingerrücken. Wichtig sind straff gestreckte Finger bei einem lockeren Handgelenk. Beim sogenannten Querbügeln von einer Körperseite zur anderen, arbeitet die jeweils anliegende (nähere) Hand mit Plättgriff, während die andere Hand von der gegenüberliegenden Seite mit der Handfläche massiert. Beide Hände gleiten aneinander vorbei und werden auf der jeweils anderen Körperseite «umgeklappt».

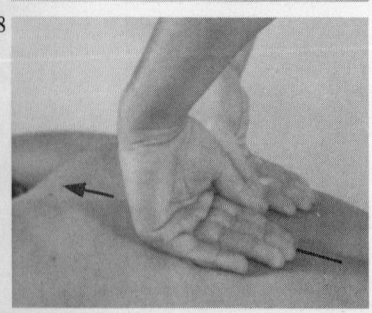

Reibungen, Zirkelungen (Friktionen)

Die Reibungen ähneln, wie oben schon angedeutet, den Streichungen, werden aber mit stärkerem Druck ausgeführt. Mit ihnen werden vorwiegend nicht faßbare oder tiefer gelegene Muskeln bearbeitet. Gezielte Reibungen dienen auch der «Entwässerung», dem Ausstreichen der Venen und Lymphgefäße.

Streichende Reibungen

Die «streichenden» Reibungen werden wie Streichungen mit verstärktem Druck ausgeführt. Wir sprechen deshalb in unseren Anleitungen zur Praxis auch lieber von kräftigen Streichungen (Foto 9).

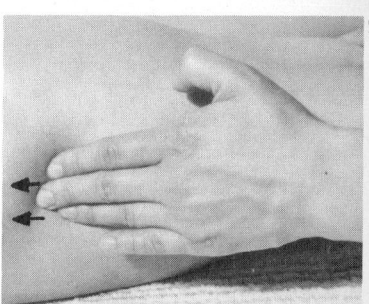

Wenn eine starke Hautreizung erwünscht ist, werden diese Griffe besonders schnell und/oder kräftig ausgeführt.

Ein besonderer Hautreizgriff ist der «Blitzgriff» (auch «Flammengriff» oder «Harkengriff» genannt). Hier werden die Fingerkuppen bei gespreizten Fingern steil aufgesetzt und schnellkräftig in Zickzacklinien über den entsprechenden Körperteil (meistens Rücken) gezogen (Foto 10). Der «Rückweg» erfolgt dann durch Handstreichung oder Plättgriff.

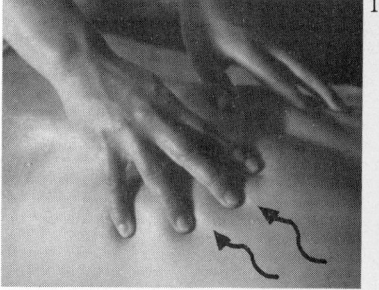

Beim «Sägegriff» werden die Handkanten der Kleinfingerseiten parallel zueinander aufgesetzt (Abstand 1 bis 2 cm) und gegenläufig mit schnellen Sägebewegungen hin und her bewegt (Foto 11).

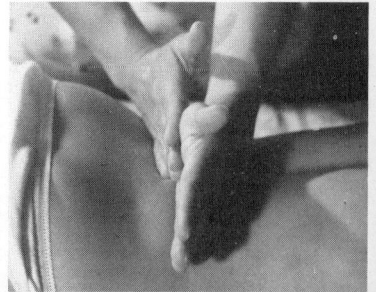

12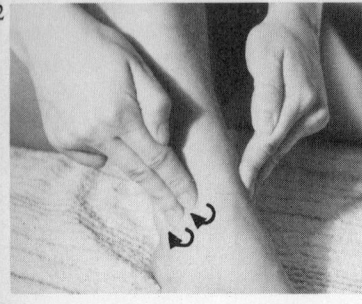

Zirkelungen (Friktionen)

Friktionen sind kleine kreisförmige, reibende Bewegungen (Zirkelungen) mit den Kuppen von Daumen oder mehreren Fingern (Foto 12), evtl. auch mit der Hand oder den Knöcheln. Die massierenden Hände oder Finger bohren sich gewissermaßen mit kleinen Kreisen in die Tiefe. Der Druck richtet sich nach der gewünschten Tiefenwirkung und kann wieder durch entsprechendes Steilstellen der Finger oder durch «Beschweren» mit der anderen Hand verstärkt werden.

Bei verschiebenden oder vorwärtsschreitenden Zirkelungen wird nach jeder Einzelzirkelung (s. o.) der Druck kurz gelöst und dann etwas verschoben neu angesetzt oder beide Hände arbeiten abwechselnd und dabei fortschreitend.

Hautverschiebungen

Durch Hautverschiebungen wird die Haut gegen die Unterhaut und diese wieder gegen die Muskelfaszie verschoben, um Verklebungen des Gewebes in diesen Bereichen (z. B. bei Narben) zu lösen. Hautverschiebungen werden langsam ausgeführt.

Der Druck richtet sich nach der Stärke der Verklebungen (nach der Spannung des Gewebes) und der Schmerzhaftigkeit. Wenn die Verklebungen nachlassen, kann der Druck verstärkt werden.

13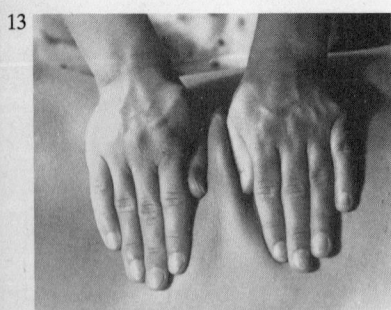

Bei dieser Massagetechnik soll eine Hautfalte entstehen und verschoben werden; mehrere Hautfalten weisen auf eine Verklebung des Gewebes hin. Durch wiederholte Ausführung der Griffe wird versucht, das Gewebe verschiebbar zu machen. Die Hautverschiebungen können in einem engbegrenzten Bereich oder auch flächig ausgeführt werden (Foto 13).

Engbegrenzte Hautverschiebungen
können als «Anhakstriche» (Kratzbewegungen) an Muskelansätzen
oder Faszienrändern (z. B. am Bekkenkamm) ausgeführt werden (Foto
14) oder als «Dehnstriche» im Verlauf von Spaltlinien (zwischen zwei
Muskeln/Muskelbäuchen)   (Foto
15). Auch das zangenförmige Greifen und Anheben einer Hautfalte
zählt zu dieser Technik.

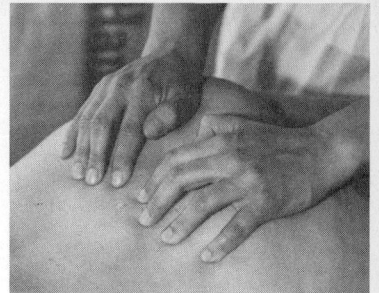
14

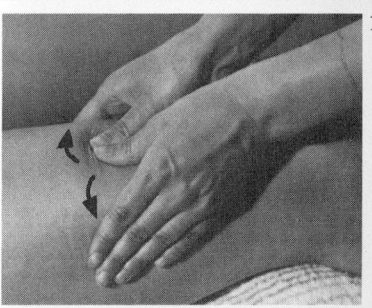
15

Bei flächigen Hautverschiebungen
wird durch eine Parallelverschie-
bung beider Hände, geschlossene
Finger (vgl. Foto 13) und abge-
spreizter Daumen, eine größere
Hautfalte erzeugt oder eine fortlaufende Hautfalte vor den Daumen
durch ‹Vorwärtskrabbeln› der Finger (Foto 16).

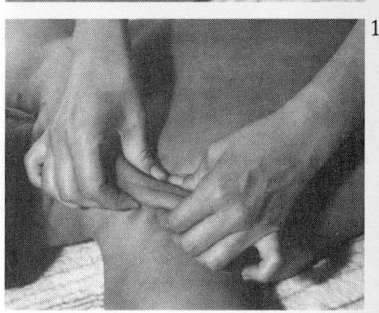
16

Knetungen (Pétrissages)

Knetungen wirken besonders auf die Muskulatur und auch auf das Unterhautbindegewebe. Sie fördern die Durchblutung der Muskulatur und ver-
bessern den Abtransport von Stoffwechselprodukten. Kräftige Knetungen
erhöhen den Muskeltonus; deshalb sind bei verkrampften Muskeln nur
weiche und rhythmische Knetungen angeraten.
Die Muskeln werden im wesentlichen quer zu ihrer Faserrichtung erfaßt,
von ihrer Unterlage abgehoben und durchgeknetet. Die Knet- und Muskel-
bewegung quer zu ihrem Faserverlauf kann die Muskelfunktion verbes-
sern. Auch kräftige Knetungen sollen nicht schmerzhaft sein.

Gerade die Knettechniken erfordern ein intensives Üben. Bei ökonomischen Knetungen kommt es zu einer flüssigen Kraftübertragung vom Rumpf über die Arme auf die Hände des (der) Massierenden. Die ‹Zange› zwischen Daumen und den Fingern paßt sich der jeweiligen Muskeldicke an und wird dann während der Knetung beibehalten; es darf keine Kneifbewegung entstehen. Die Finger der einen Hand arbeiten wechselseitig gegen den Daumen oder Daumenballen der anderen Hand. Bei einer guten Knetung wird der Muskel gleichzeitig leicht von seiner Unterlage abgehoben.

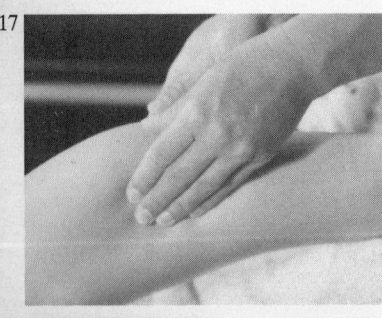

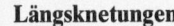

Längsknetungen

Gut faßbare Muskeln (z. B. Wadenmuskulatur) können auch in ihrer Längsrichtung geknetet werden. Dabei drücken entweder die Daumen den Muskel von seiner Unterlage weg, und die Finger kneten ihn dann mit einer leicht kreisenden Bewegung gegen die Unterlage (den Knochen) oder die Finger heben den Muskel ab (Foto 17), und die Daumen kneten ihn anschließend (Foto 18).

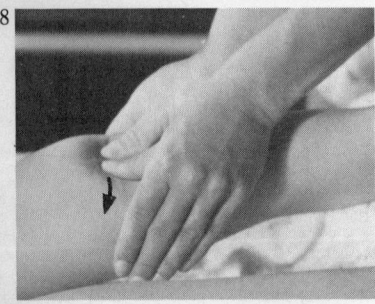

Knetungen mit einer Hand

Bei gut faßbaren Muskeln können auch Knetungen mit einer Hand ausgeführt werden. Im Wechsel schieben und drücken Daumen und Finger der gleichen Hand den Muskel hin und her (Foto 19). Die Finger dürfen dabei nicht über die Haut rutschen und nicht kneifen. Dies ist gewährleistet, wenn die Innenhand (der Handteller) bei der Knetung am Muskel anliegt.

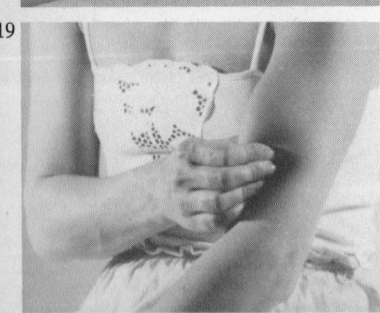

(Quer-)Knetungen mit beiden Händen

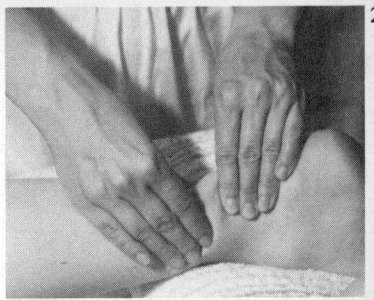

Beide Hände werden mit abgespreizten Daumen auf den Muskel aufgelegt und arbeiten dann im Wechsel und rhythmisch gegeneinander. Die eine Hand zieht mit den Fingern, evtl. auch mit der Außenkante der Hand, den Muskel heran, während der Daumen der anderen Hand, evtl. auch der Daumenballen, dagegen schiebt. Durch die wechselseitige Knetbewegung wandern die Hände am Muskel entlang und schieben in Schlangenlinien einen Muskelwulst mit (Foto 20 u. 21). Die Hände dürfen nicht über die Haut rutschen oder wie beim Wringen verdreht werden. Die Daumen müssen etwa auf einer Linie wandern. Wir erinnern hier an die Kraftübertragung aus dem Rumpf (Mitschwingen der Schultern), um die Knetungen ökonomisch zu gestalten.

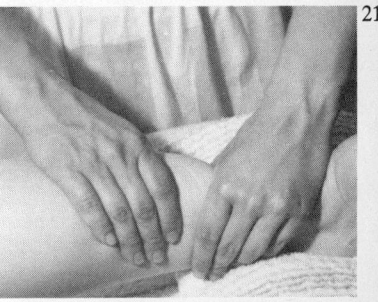

Fingerknetungen

Bei kleinen, schlanken, aber gut faßbaren Muskeln werden die Knetungen zwischen den Daumen auf der einen Seite und Zeige- und Mittelfinger auf der anderen Seite durchgeführt. Daumen und Finger stehen in Opposition, der Muskelstärke angepaßt (Foto 22).

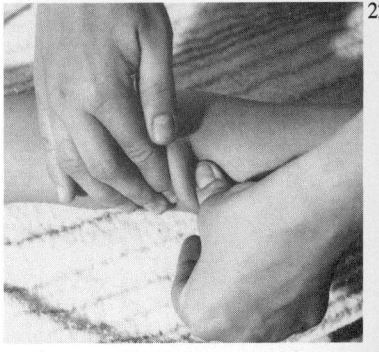

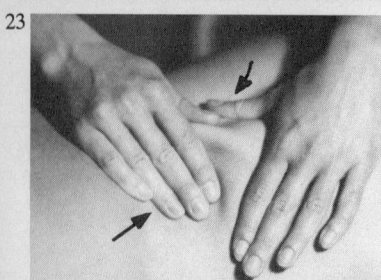

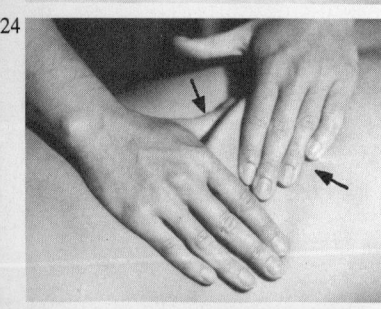

Flächige Knetungen

Bei breiten und flachen Muskeln, die schlecht faßbar und abhebbar sind, vorwiegend im Rücken, werden «flächige» Knetungen ausgeführt. Die Art der Ausführung entspricht der Querknetung. Diese Knetungen können in Abschnitten oder auch kreisförmig über die ganze Muskelfläche (z. B. den ganzen Rücken) erfolgen (Foto 23 u. 24).

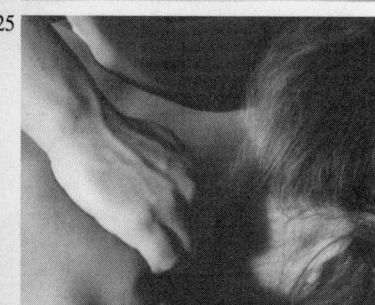

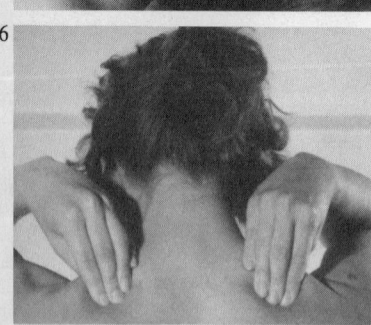

Intermittierende Drückungen

Intermittierende (unterbrochene) Drückungen können als eine Sonderform der Knetungen aufgefaßt werden. An gut faßbaren Muskeln, an den Extremitäten, am oberen Rand des Trapezmuskels (Foto 25) und im Nacken wird der sogenannte «Karnickelgriff» angewandt. Durch den Griff wird die Muskulatur «ausgedrückt». Die Drückungen können auch wirksam werden, wenn andere Griffe bei gereizter Haut nicht angeraten sind oder bei starkem Muskelspasmus, um eine Tonuserhöhung zu vermeiden.

Die Akupressur (Fingerdruck-Massage) bestimmter Körperpunkte (Reizpunkte, Schlüsselpunkte) kann auch als eine Form intermittierender Drückung angesprochen werden (Foto 26).

Klopfungen, Klatschungen, Hackungen (Tapotements)

Klopfungen, Klatschungen und Hackungen werden als Schlagbewegungen quer zum Faserverlauf der Muskulatur ausgeführt. Sie sollen sparsam und sinnvoll angewandt werden, d. h. nur bei Muskulatur mit niedrigem Tonus. Tapotements führen, je nach Intensität, zu einer Mehrdurchblutung in den oberflächlichen und tieferen Schichten. Während Klopfungen und Hackungen mehr auf die Muskulatur wirken, zielen Klatschungen mehr auf die Haut.

Wir setzen in den «Anleitungen zur Praxis der Massage» die Tapotements sparsam ein und verzichten auf Klopfungen, mit Ausnahme der Finger-Klopfungen, ganz. Der Vollständigkeit halber werden aber auch die Klopfungen kurz beschrieben.

Klopfungen
Klopfungen werden mit beiden Händen im Wechsel mit locker geschlossenen Fäusten (die Kuppen von Daumen und Zeigefinger berühren sich) und mit lockeren Handgelenken geschlagen, dabei berühren nur die Kleinfingerseiten der Fäuste den Körper (Foto 27).

Finger-Klopfungen (Trommeln mit den Fingern) sind eine weiche Sonderform der Klopfungen. Hier klopfen (trommeln) nur die Fingerbeeren mit leichten und schnellen Bewegungen.

Klatschungen
Zu den Klatschungen werden die Finger gebeugt und die Daumen lose angelegt, so daß Hohlhände entstehen und die Schlagwirkung durch ein Luftpolster gedämpft wird (Foto 28). Die «Schläge» müssen dumpf klingen; bei hellem Klang fehlt das Luftpolster. Auch die Klatschungen werden aus lockerem Handgelenk geschlagen; sie dürfen nicht weh tun!

27

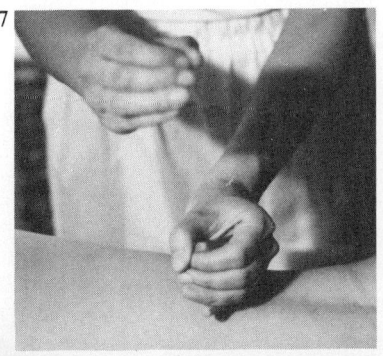

28

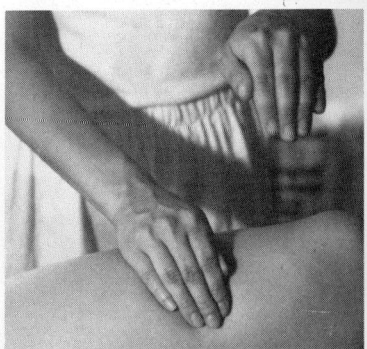

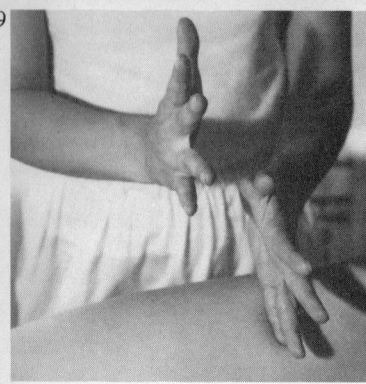

Hackungen

Hackungen sind «Handkanten-schläge» mit gespreizten Fingern und werden auch mit lockeren Handgelenken ausgeführt. Dabei dürfen aber nur die Kleinfingerkanten federnd auf den Körper auftreffen. Die Spreiztendenz der Finger muß beibehalten werden (Foto 29). Eine Sonderform ist das Hacken mit Umklappen der Hand in Supinationsstellung, so daß die Fingerrücken fächerförmig auftreffen.

Schüttelungen, Rollungen

Schüttelungen und Rollungen sind lockernde Massagegriffe, die eine Herabsetzung des Muskeltonus bewirken können.

Schüttelungen (Lockerungen)

Daumen und Finger werden gespreizt («Gabelgriff») und an den Muskel angelegt. Durch lockere, seitliche Hinundherbewegungen der Hand wird der Muskel zwischen Daumen und den Fingern hin und her geschüttelt. Die schüttelnde Hand kann auch mit angelegtem Daumen locker auf den Muskel aufgelegt werden.

Während diese Schüttelungen direkt am Muskel (am Ort) wirken, pflanzen sich «schwingende» Schüttelungen fort. Schwingende Schüttelungen werden an den Extremitäten ausgeführt.

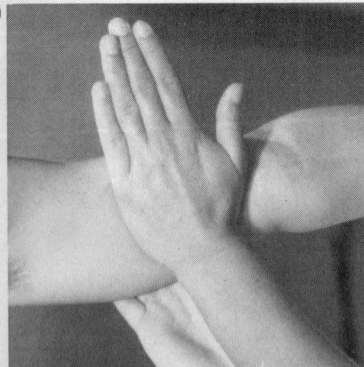

Der Massierende faßt die Hand oder den Fuß der betreffenden Extremität und schüttelt diese mit rhythmisch schwingenden Bewegungen (auch mit leichten Rotationsbewegungen) durch.

Rollungen

Rollungen werden vorwiegend am Oberarm und am Oberschenkel angewendet (Foto 30). Die Hände werden auf der einen Seite mit den Fingern und auf der anderen Seite mit dem Handballen angelegt und dann möglichst weit hin und her bewegt, so daß die erfaßte Muskulatur locker um den Knochen gerollt wird. Diese Rollungen wirken gleichzeitig lokkernd und dehnend auf die Muskeln. Die Dehnung kann durch vorsichtiges Nachfedern an den Grenzen verstärkt werden.

Vibrationen

Bei den Vibrationen werden die steil aufgesetzten Finger oder die flach aufgelegten Hände durch Muskelanspannung zum Vibrieren gebracht. Dieses Vibrieren überträgt sich dann von den Fingern bzw. den Händen auf den Körperteil und bewirkt eine Lockerung und Detonisierung der Muskulatur sowie eine Übertragung der Erschütterungen auf innere Organe (z. B. im Bauchbereich) und auch eine Beruhigung erregter Nerven.

Durch die erforderlichen Muskelanspannungen sind Vibrationen für den Massierenden sehr anstrengend. Hier kann deshalb die Anwendung eines Vibrators hilfreich und nützlich sein (vgl. Foto 31).

31

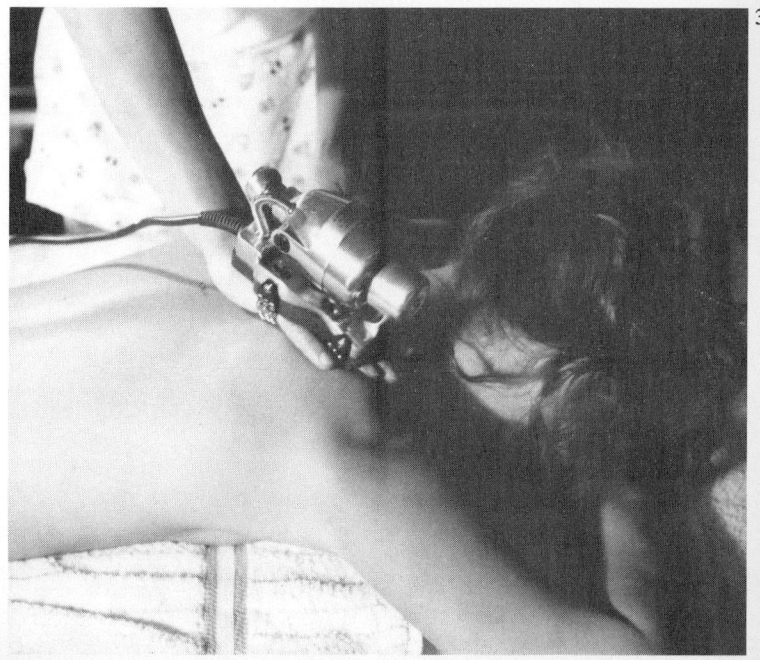

Aufbau der Massage

Für den Massageaufbau gibt es kein starres Schema. Wichtig ist, daß die Ausführung der einzelnen Griffe und der Wechsel von einem Griff zum anderen flüssig ist, daß die Griffe zu einem pausenlosen, rhythmischen Ganzen verschmelzen und daß die Hände immer am Körper des Patienten bleiben. Je nach gewünschter Wirkung, nach Befund und Zustand des Patienten und dessen Reaktionsverhalten werden einzelne Griffe in den Vordergrund treten und häufiger wiederholt werden, während andere Griffe evtl. ganz weggelassen werden.

Selbstmassage

Die Selbstmassage kann im Sinne der o. g. Körpererfahrungen, der Körper- und Sporthygiene und gelegentlich auch als Entmüdungsmassage dienen. Auch als «Schulungsmassage» kann sie hilfreich sein. Wichtig ist, daß die jeweils zu massierenden Muskeln locker sind und eine entspannte Körperhaltung gefunden wird. An weniger gut erreichbaren Körperbereichen kann eine Bürste mit Stiel oder ein Massageband hilfreich sein. Bürste, Band oder auch ein Massagehandschuh fördern verstärkt die Durchblutung der Haut; sie können zur Trocken- oder Naßmassage genutzt werden.
Die Massage soll stets *in Richtung zum Herzen* erfolgen, dies gilt besonders im Bereich der Arme und Beine, weil hier das Blut sonst gegen die «Venentaschen» (Taschenklappen in den Venen) zurückgestaut wird, statt seinen Rückstrom zum Herzen zu erleichtern, zu unterstützen.
Bei allgemeinem Bewegungsmangel, nach langem Stehen und Sitzen, ist eine Beinmassage angezeigt, um die Beine zu entmüden und Krampfadern vorzubeugen. Beim Vorliegen von Krampfadern darf nicht massiert werden! Als Heilmassage ist die Selbstmassage nicht gedacht! Heilmaßnahmen gehören in die Hand eines ausgebildeten Therapeuten. Selbst die beste Massage kann auf Dauer die negativen Auswirkungen von Bewegungsmangel nicht ausgleichen oder gar beheben. Die Verbindung der Selbstmassage mit Bewegungsübungen wird deshalb empfohlen.

Ganzmassagen / Großmassagen

Ganzmassagen werden heute selten verabreicht, es sei denn im Bereich der Entmüdungsmassage oder als «Inspektionsmassage». Ansonsten gelten sie als therapeutisch wenig sinnvoll. Eine gezielte Behandlung besonders beanspruchter Körperteile (z. B. beider Beine) oder ein Vorgehen nach Muskelschlingen in einer Großmassage ist wesentlich sinnvoller, zumal bei einer Ganzmassage aus Zeitgründen (Dauer 30 bis 40 Minuten) Feinheiten in der Ausführung zurücktreten müssen.

Für eine Großmassage werden 20 bis 30 Minuten veranschlagt, ohne auf Feinheiten zu verzichten. Die ausgewählten Körperteile (Muskelschlingen) werden intensiv und ohne Zeitdruck massiert. Angeraten ist auch hier die Einbindung einer kurzen Bewegungsgymnastik.

Die Massageintervalle, ihre Intensität und auch die Griffkombinationen richten sich nach den individuellen Bedürfnissen und dem jeweiligen Befund des «Patienten». Massagen können täglich oder auch zwei- bis dreimal wöchentlich erfolgen.

Teilmassagen

Im Bereich der Sportmassage müssen die funktionellen Muskelgruppen als Muskelschlingen unter Berücksichtigung der jeweiligen Belastung in den einzelnen Sportarten oder Sportdisziplinen beachtet werden. Dies würde bedeuten, daß wir für jede Sportart bzw. für jede Sportdisziplin ein entsprechendes Massagekonzept vorlegen müßten. Wir gliedern unsere «Anleitungen zur Praxis der Massage» nach Körperregionen und verzichten darauf, auf sportartspezifische Muskelschlingen einzugehen. Für den erfahrenen Masseur und/oder Sportler wird die Zusammenstellung eines individuellen Massageprogramms aus den dargebotenen Teilmassagen keine große Schwierigkeit sein.

Bei Teilmassagen (Dauer 12 bis 15 Minuten) können die einzelnen Massagegriffe je nach gewünschter Wirkung oder nach Empfinden und Befinden des Patienten wiederholt werden. Die Anwendung der Griffe und ihre Reihenfolge lassen Ausführungsvarianten zu. Wir wollen in unseren Anleitungen zur Praxis eine mögliche Behandlungsreihenfolge für die einzelnen Körperregionen vorstellen.

Zum Aufbau der Teilmassagen gibt es verschiedene Auffassungen. Wir wollen die *Herzrichtung* beachten und die Massage von distal (weiter vom Rumpf entfernt; herzfern) beginnen und zum Rumpf hin (proximal; herzwärts) ausführen, auch in der Reihenfolge des Angebots der Teilmassagen.

Die Muskulatur des Menschen

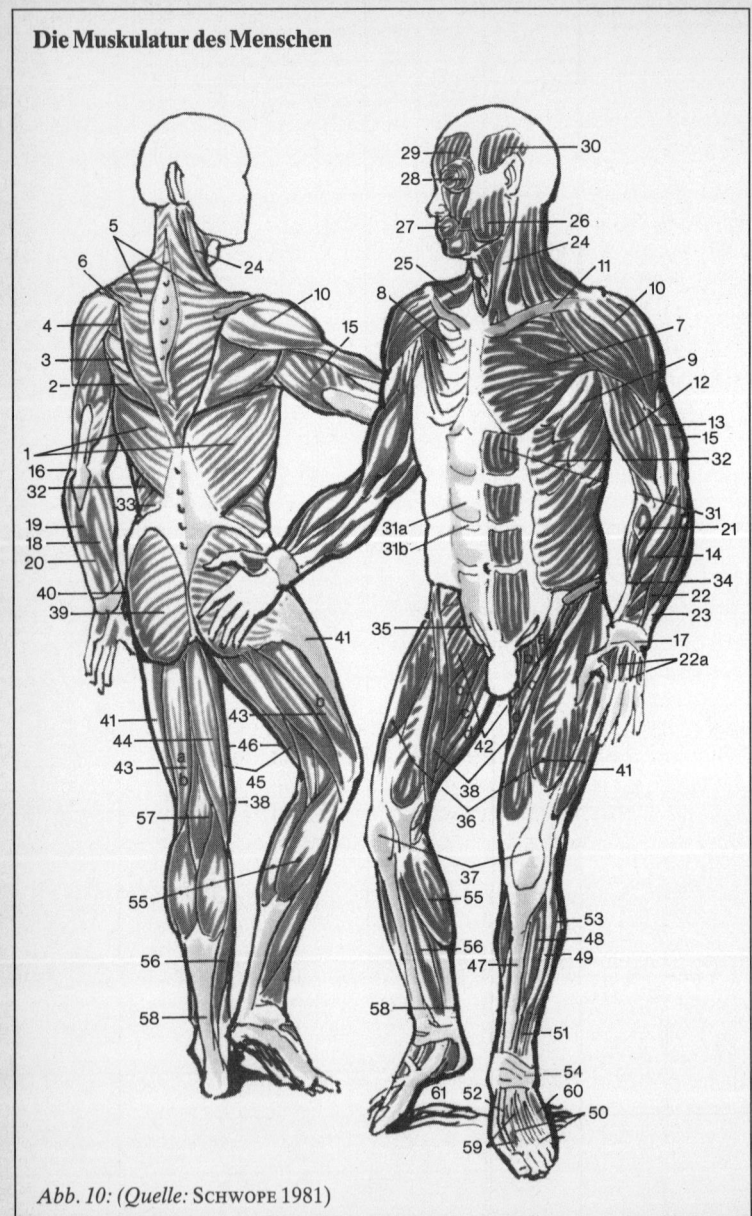

Abb. 10: (Quelle: Schwope 1981)

1	breite(ste)r Rückenmuskel	M. latissimus dorsi
2	großer Rundmuskel	M. teres major
3	kleiner Rundmuskel	M. teres minor
4	Untergrätenmuskel	M. infraspinatus
5	Kapuzenmuskel (Trapezmuskel)	M. trapecius
6	Schulterblattgräte	Spina scapulae
7	großer Brustmuskel	M. pectoralis major
8	kleiner Brustmuskel	M. pectoralis minor
9	vorderer Sägemuskel	M. serratus anterior
10	Deltamuskel	M. deltoideus
11	Schlüsselbein	Clavicula
12	zweiköpfiger Oberarmmuskel	M. biceps brachii
13	innerer Oberarmmuskel	M. brachialis
14	Oberarmspeichenmuskel (langer Auswärtsdreher)	M. brachioradialis (Suspinator longus)
15	dreiköpfiger Oberarmmuskel	M. triceps brachii
16	kleiner Ellenbogenmuskel	M. ancneus
17	queres Handwurzelband	Lig. carpi transversum
18	Speichen-Handbeuger	M. flexor carpi radialis
19	Ellen-Handbeuger	M. flexor carpi ulnaris
20	langer Hohlhandmuskel	M. palmaris longus
21	Speichenhandstrecker	M. extensor carpi radialis
22	gemeinsamer Fingerstrecker	M. extensor digitorum communis
22a	Strecksehnen der Finger	Tendines M. extens. digit. comm.
23	Ellen-Handstrecker	M. extensor carpi ulnaris
24	Kopfwender (Kopfnicker)	M. sterneocleidomastoideus
25	Halshautmuskel	Platysma
26	Kaumuskel	M. masseter
27	Mundschließmuskel	M. orbicularis oris
28	Augenschließmuskel	M. orbicularis orbitae
29	Stirnmuskel	M. frontalis
30	Schläfenmuskel	M. temporalis
31	gerader Bauchmuskel	M. rectus abdominis
31a	Rektusscheide	Vagina m. recti abdominis
31b	weiße Linie	Linea alba
32	äußerer schräger Bauchmuskel	M. obliquus externus abdominis
33	innerer schräger Bauchmuskel (Lendendreieck; «schwache Stelle» am Rücken)	M. obliquus internus abdominis (Trigonum lumbale)
34	Darmbeinkamm	Crista iliaca
35	Leistenkanal	Canalis inguinalis
36	vierköpfiger Oberschenkelmuskel	M. quadriceps femoris
37	Kniescheibe	Patella
38	Schneidermuskel	M. sartorius

39	großer Gesäßmuskel	M. glutaeus maximus
40	großer Rollhügel	Trochanter major
41	Oberschenkelbinde	Tractus iliotibialis (Fascia lata)
42	Anziehergruppe (Adduktoren)	
42a	Kamm-Muskel	M. pectineus
42b	kurzer Oberschenkelanzieher	M. adductor brevis
42c	langer Oberschenkelanzieher	M. adductor longus
42d	großer Schenkelanzieher	M. adductor magnus
43	zweiköpfiger Oberschenkelmuskel	M. biceps femoris
43a	kurzer Kopf	
43b	langer Kopf	
44	Halbsehnenmuskel	M. semitendinosus
45	halbhäutiger Muskel	M. semimembranosus
46	schlanker Schenkelmuskel	M. gracialis femoris
47	Schienbein	Tibia
48	vorderer Schienbeinmuskel	M. tibialis anterior
49	langer Zehenstrecker	M. extensor digitorum longus
50	Strecksehne der Zehen	
51	langer Großzehenstrecker	M. extensor hallucis longus
52	Strecksehne des Großzehenstreckers	
53	langer Wadenbeinmuskel	M. peroneus longus
54	Kreuzband	
55	Wadenzwillingsmuskel ⎫ großer	M. gastrocnemius ⎫ M. triceps
56	Schollenmuskel ⎭ Wadenmuskel	M. soleus ⎭ surae
57	Sohlenspanner	M. plantarius
58	Achillessehne	Tendo achillis
59	kurzer Großzehenstrecker	M. extensor hallucis brevis
60	kurzer Zehenstrecker	M. extensor digitorum brevis
61	Abzieher der Großzehe	M. abductor hallucis

(Der Lenden-Darmbeinmuskel, M. iliopsoas, fehlt in dieser Aufzählung, da er in der Abbildung nicht zu sehen ist; er verläuft *in* der Hüfte. Vgl. Anmerkung 5, S. 76).

Anleitungen zur Selbstmassage

Wir betrachten die Selbstmassage als

- Mittel und Hilfe zur Körpererfahrung, um während und durch die Massage unseren Körper zu entdecken, ihn bewußter wahrzunehmen und zu erleben;
- «Schulungsmassage» (Übungsmassage), bei der wir die einzelnen Massagegriffe üben und ihre Wirkung spüren, um dann später bei der Partnermassage das richtige Maß zu finden;
- Mittel zur Selbsthilfe, zur gelegentlichen Entmüdungsmassage, aber auch zur Gesundheits- und Körperpflege und der Sporthygiene. So kann z. B. die regelmäßige Beinmassage am Abend Schwellungen im Knöchelbereich, Muskelspannungen im Waden- und Schienbeinbereich wettmachen und dadurch letztendlich Krampfadern vorbeugen.

Die jeweils angegebene Reihenfolge der Massagegriffe zeigt einen möglichen Ablauf auf. Dieser ist nicht bindend, sondern kann nach individuellen Bedürfnissen variiert werden. Gerade in den Bereichen der «Schulungsmassage» und der «Selbsterfahrung» soll mit verschiedenen Druckstärken und Geschwindigkeiten geübt und experimentiert werden.

Wir müssen uns jeweils so hinsetzen bzw. hinlegen, daß die gerade zu massierenden Körperteile locker und entspannt sind. Wichtig ist auch, daß wir eine möglichst entspannte Arbeitshaltung einnehmen.

Selbstmassage der Beine

Wir beginnen mit *Streichungen,* mit «Ausstreichen» («Entwässern») des ganzen Beines, vom Fuß bzw. Knöchel über die Wade und die Rück- und Innenseite des Oberschenkels, dabei wird mehrmals kräftig hochgestrichen. Das Bein wird mindestens in Sitzhöhe gelagert; besser ist es noch, wenn wir uns während dieser Ausstreichungen auf den Rücken legen und die Ferse auf einen Stuhl oder Sessel auflegen, weil dadurch der Abfluß erleichtert wird.

Alle Streichungen werden zunächst weich und einfühlend, dann kräftiger und druckvoller ausgeführt, gehen also in *Reibungen* über. Nach den einleitenden Streichungen des ganzen Beines werden Fuß, Unterschenkel und Oberschenkel nacheinander massiert.

Selbstmassage des Fußes

○ Streichungen des Fußrückens und der Fußränder (Foto 32).
○ Streichungen der Zehenstrahlen des Fußrückens (Foto 33).
○ Friktionen der Zehengrundgelenke und der Zehenstrahlen.
○ Bewegungen der Zehen, Spreizbewegungen (Foto 34) und Knochenverschiebungen (Auf- und Abbewegungen der Zehengrundgelenke und Mittelfußknochen) (Foto 35).
○ Kräftige Streichungen des Fußrückens und der Fußränder.
○ Friktionen des Knöchelbereichs, um die Knöchel herum (Foto 36).
○ Kräftige Streichungen des Fußrückens und der Fußränder.
○ Kräftige Streichungen der Fußsohle mit dem Handballen (Foto 37) und mit der Faust (Foto 38).
○ Friktionen der gesamten Fußsohle, insbesondere im Bereich des Quergewölbes (Foto 39), des Längsgewölbes und der Ferse; die zweite Hand drückt von der anderen Seite dagegen (fixiert den Fuß).
○ Kräftige Hand- und Knöchelstreichungen der Fußsohle und der Fußränder.
○ Friktionen im Bereich der Knöchel.
○ Fingerstreichungen der Achillessehne.
○ Streichungen des Fußes und des Unterschenkels (der Wade).

Hinweis: Eine intensive und kräftige Durcharbeitung der Fußsohle, der Fußränder, der Zehen und auch der Knöchel ist angeraten, weil von hier über «Reflexzonen» auf den gesamten Organismus eingewirkt werden kann (Abb. 11).

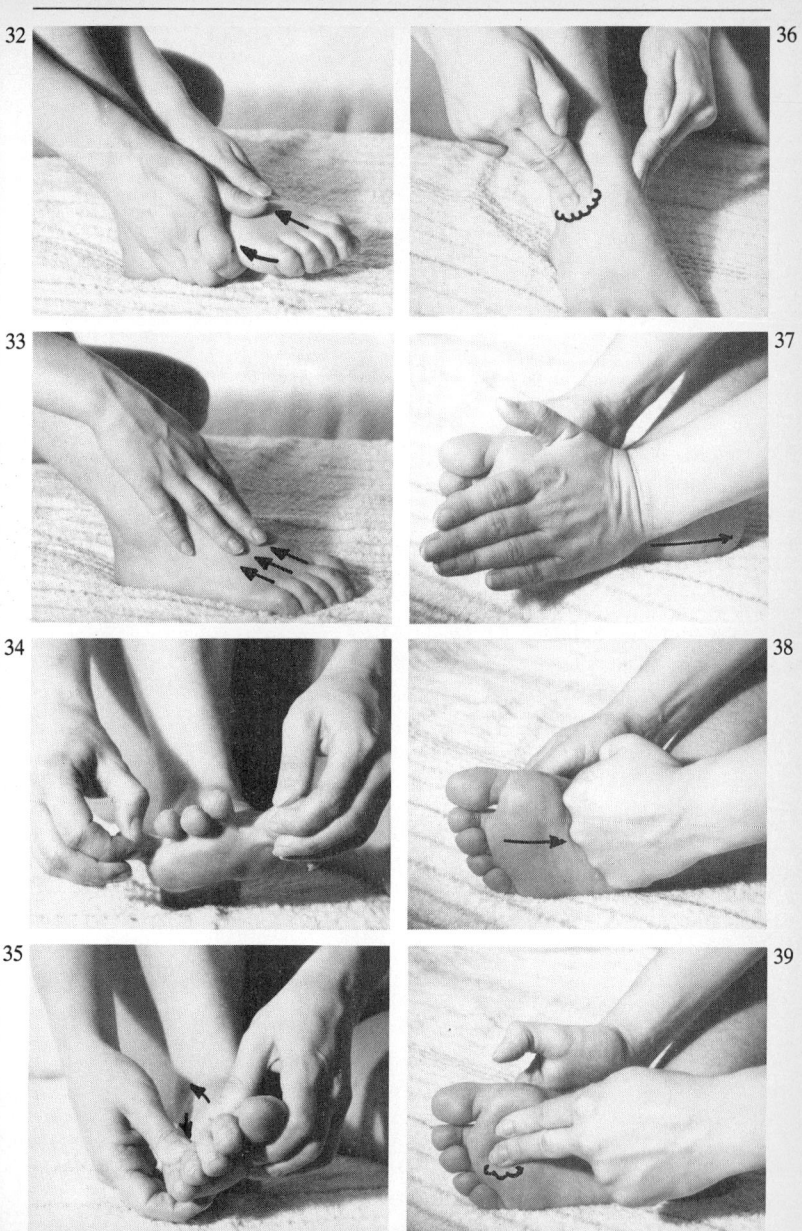

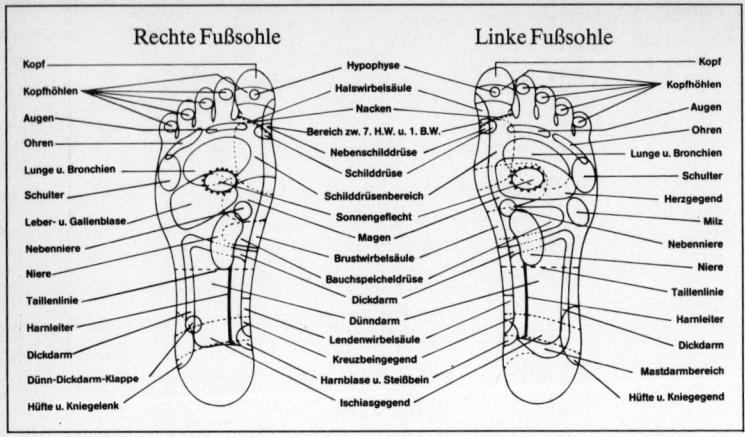

Rechte Fußsohle

Kopf
Kopfhöhlen
Augen
Ohren
Lunge u. Bronchien
Schulter
Leber- u. Gallenblase
Nebenniere
Niere
Taillenlinie
Harnleiter
Dickdarm
Dünn-Dickdarm-Klappe
Hüfte u. Kniegelenk

Hypophyse
Halswirbelsäule
Nacken
Bereich zw. 7. H.W. u. 1. B.W.
Nebenschilddrüse
Schilddrüse
Schilddrüsenbereich
Sonnengeflecht
Magen
Brustwirbelsäule
Bauchspeicheldrüse
Dickdarm
Dünndarm
Lendenwirbelsäule
Kreuzbeingegend
Harnblase u. Steißbein
Ischiasgegend

Linke Fußsohle

Kopf
Kopfhöhlen
Augen
Ohren
Lunge u. Bronchien
Schulter
Herzgegend
Milz
Nebenniere
Niere
Taillenlinie
Harnleiter
Dickdarm
Mastdarmbereich
Hüfte u. Kniegegend

Abb. 11: Die Reflexzonen der Fußsohlen (modifiziert nach MASAFRET und BIERACH)

Selbstmassage des Unterschenkels

○ Kräftige Streichungen der Wade. Die Fingerkuppen beider Hände beginnen links und rechts der Achillessehne und gleiten oberhalb dieser zusammen, während Finger und Handflächen die Wadenmuskulatur umschließen und bis zur Kniekehle hochziehen (Foto 40).
Wichtig ist der Druck an der Rückseite, in der Spaltlinie des zweiköpfigen Wadenmuskels, weil dort die größeren Venen und Lymphgefäße verlaufen.

○ Längsknetungen der Wadenmuskulatur. Die Daumen drücken den Wadenmuskel vom Knochen weg, und die Finger pressen ihn anschließend wieder heran und leicht nach oben, so daß die Hände knetend aufwärts wandern (vgl. Partmassage, Foto 110 u. 111, S. 94; die Daumen zeigen bei der Selbstmassage nach unten).

○ Dehnstriche in der «Furche» (Spaltlinie) des Wadenmuskels. Die Fingerkuppen krallen in der Muskelfurche und ziehen mit kurzen Kratzbewegungen auseinander.

○ Friktionen der Achillessehne und der Wadenmuskulatur.

○ Kräftige Streichungen von der Achillessehne bis zur Kniekehle, wie oben beschrieben. Diese Streichungen wiederholt einschieben.

○ Streichungen des vorderen Schienbeinmuskels, des langen Zehenstreckers und der Wadenbeinmuskeln. Diese Muskelgruppe liegt außen zwischen dem Schienbein und Wadenbein, vor der eben bearbeiteten Wadenmuskulatur (Foto 41). Der vordere Schienbeinmuskel (M. tibialis

40   41

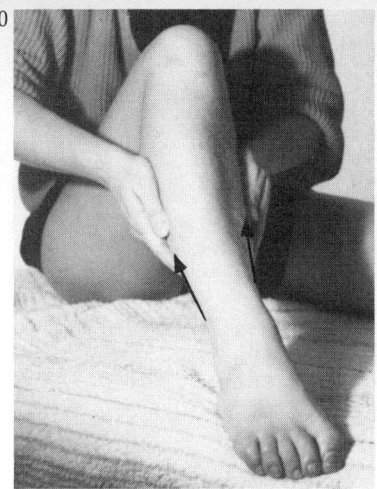 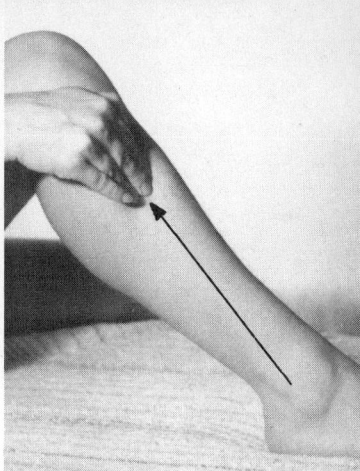

anterior) schmerzt manchmal beim schnellen Gehen, weil er dann kaum zur Entspannung kommt.
○ Friktionen im Bereich dieser Muskelgruppe.
○ Fingerstreichungen und Friktionen um die Kniescheibe herum.
○ Streichungen des Unterschenkels und Weiterführen der Streichungen zum Oberschenkel. Hier mit abgespreiztem Daumen möglichst den ganzen Schenkel umschließen.

Selbstmassage des Oberschenkels

○ Kräftige Streichungen des Oberschenkels von der Kniescheibe bzw. Kniekehle bis zur Leiste bzw. Gesäßfalte, mit beiden Händen und abgespreizten Daumen. Dabei sind einmal die Daumen und dann die Finger beieinander, so daß der gesamte Schenkel erfaßt wird.
○ Kräftiges Streichen (evtl. Hand über Hand) von der Kniekehle über die Mitte der Adduktorengruppe (Innenseite des Oberschenkels) bis zur Leistenbeuge, weil dort die größeren Venen und Lymphgefäße verlaufen.
○ Dehnstriche in der Furche zwischen Bizeps und Halbsehnenmuskel auf der Rückseite (Unterseite) des Oberschenkels (vgl. Beschreibung bei der Selbstmassage des Unterschenkels).
○ Längsknetungen der Muskeln auf der Rückseite des Oberschenkels, des

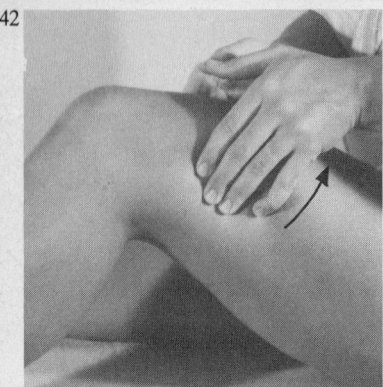

○ Bizeps außen und der Muskelgruppe innen, des schlanken Muskels, des halbhäutigen Muskels und des Halbsehnenmuskels. Vgl. Beschreibung der Längsknetung bei der Wadenmassage (S. 62).

○ Längsknetungen des vierköpfigen Oberschenkelmuskels. Hier heben die Finger den Muskel hoch, und die Daumen pressen ihn anschließend zurück (Foto 42).

○ Querknetungen des Quadrizeps und der Adduktorengruppe (Foto 43).

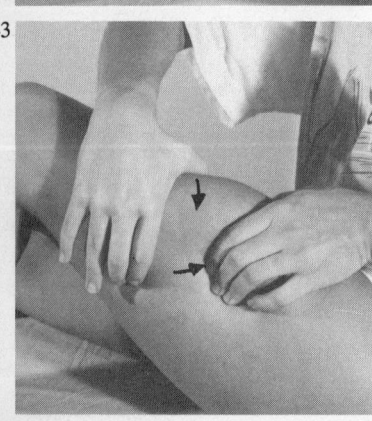

○ Streichungen der «Schenkelbinde», evtl. in Seitenlage (Foto 44).

○ Kräftige, umfassende Streichungen des Oberschenkels (wie oben beschrieben); solche Streichungen sollten auch zwischendurch immer wieder eingeschoben werden.

○ Streichungen des ganzen Beines (wie oben beschrieben).

○ Lockerungen (Schüttelungen) der Wade und des Quadrizeps.

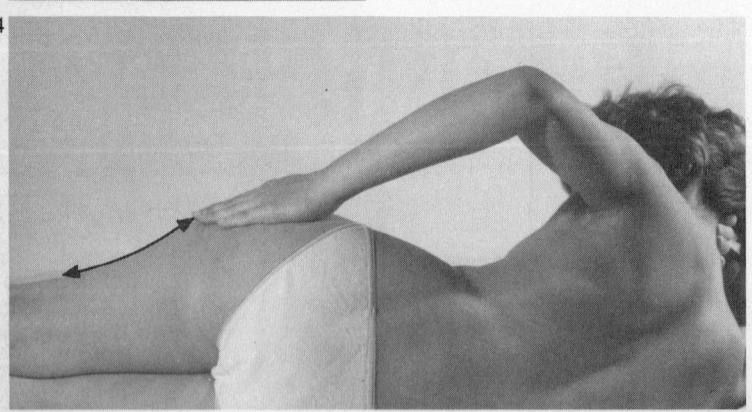

Bewegungsübungen
○ Greif- und Spreizübungen mit den Zehen;
○ Streck-, Beuge-, Supinations-, Pronations- und kreisende Fußbewegungen bei gestreckten Knien;
○ Beugebewegungen der Knie und Hüftgelenke («Radfahren»);
○ Grätsch- und Rotationsübungen der Oberschenkel;
○ Lauf-, Sprung- und Hüpfübungen.

Selbstmassage der Arme

Während wir die Beine mit beiden Händen massieren konnten, können wir die Arme natürlich jeweils nur mit einer Hand massieren. Dabei ist es wichtig, daß auch die linke Hand (bei Linkshändern die rechte Hand) trainiert wird. Eine gute Massage zeichnet sich durch beidhändige Arbeit aus. Der zu massierende Arm muß locker und entspannt sein; dazu ist es gut, wenn er auf dem Oberschenkel oder einer anderen Unterlage aufliegt.
Wir beginnen wieder mit umfassenden Ausstreichungen («Entwässern») von Unterarm und Oberarm. Der Hauptdruck wird mit dem Daumen ausgeführt, am Unterarm auf der Beugeseite und am Oberarm auf der Innenseite; die massierende Hand macht in der Ellenbeuge eine leichte Drehung, um dem Verlauf der größeren Gefäße zu folgen.

Selbstmassage der Hand

○ Streichungen der einzelnen Finger zwischen Daumen und Zeige-/Mittelfinger, im Wechsel von oben und unten (Foto 45) und seitlich (Foto 46).

45
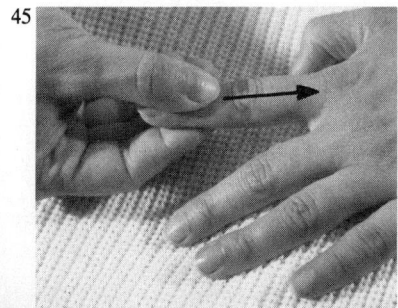
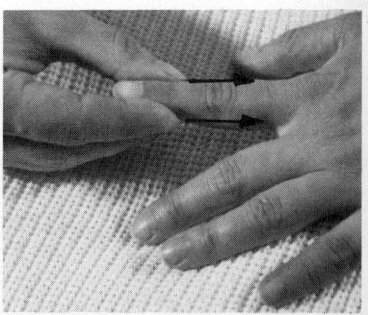
46

- ○ Leichte (vorsichtige) Traktionen (dehnendes Ziehen) der Finger.
- ○ Ziehende Streichungen der Fingerstrahlen (vgl. S. 61, Foto 33, Streichung der Zehenstrahlen).
- ○ Streichungen und Friktionen der Innenhand; der Handrücken wird aufgelegt, damit dem Druck nicht ausgewichen werden kann.
- ○ Knetungen des Daumen- und Kleinfingerballens zwischen der Daumen- und Zeigefingergabel.
- ○ Friktionen im Bereich des Handgelenks.
- ○ Streichungen von Hand und Unterarm, im Wechsel von Innen- und Außenseite (Beuge- und Streckseite).

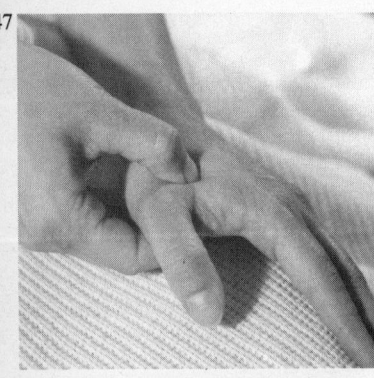

47

Hinweis: In der Daumenbeuge, zwischen dem ersten und zweiten Mittelhandknochen, liegt ein Akupressurpunkt («He-gu-Punkt»; «verbindendes Tal»), der bei Kopfschmerzen im Stirnbereich anspricht. Wir legen den Daumen dicht an den Zeigefinger an und finden den Punkt dann an der höchsten Stelle. Wenn der Daumen dann wieder abgespreizt ist, akupressieren (kneifen) wir diesen Punkt zwischen Daumen und Zeigefinger der anderen Hand (Foto 47); (vgl. auch SCHWOPE 1985, 191). Der Punkt soll an beiden Händen dreimal je 7 bis 10 Sekunden unter massierender Bewegung der Daumenkuppe akupressiert werden. Diese Akupressur soll nicht während der Schwangerschaft angewendet werden! (Vgl. YU HO-FANG 1980, 15).

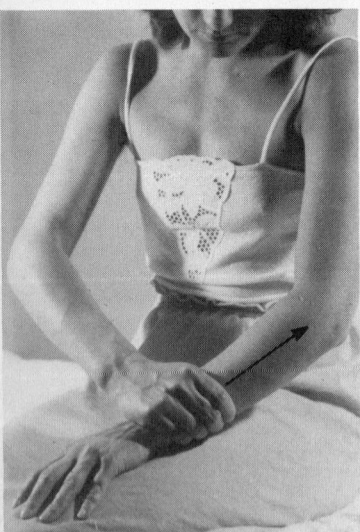

48

Selbstmassage des Unterarms

- ○ Umfassende, kräftige Streichungen des Unterarms (Foto 48).
- ○ Knetungen der Muskeln auf der Ellen- und Speichenseite zwischen der Handgabel von Daumen und den Fingern; der Dau-

men drückt den Muskel zur Seite, verschiebt ihn quer zu seiner Faserrichtung, anschließend ziehen die Finger den Muskel wieder heran und schieben in die Gegenrichtung (vgl. Foto 50; Einhand-Knetung am Oberarm).

○ Friktionen der Beuge- und Streckmuskeln des Unterarms.

○ Friktionen im Bereich des Ellbogengelenks.

○ Kräftige Streichungen des ganzen Arms, wie oben beschrieben.

Selbstmassage des Oberarms

○ Umfassende und kräftige Streichungen des Oberarms, auf der Beugeseite mit dem Daumen bis zur Achselhöhle, wie oben beschrieben, auf der Streckseite bis über den Deltamuskel (Armheber) und die Schulterhöhe (Foto 49).

○ Knetungen des Bizeps (Beuger) und des Trizeps (Strecker) mit der Handgabel (Foto 50).

○ Abgrenzungsstriche mit Daumen und/oder Zeige- und Mittelfinger am Rand des Deltamuskels entlang.

○ Knetungen des Deltamuskels.

○ Friktionen im Bereich des Bizeps, des Trizeps, des Deltamuskels und des Schultergelenks mit dem Daumen oder den Fingerbeeren.

49

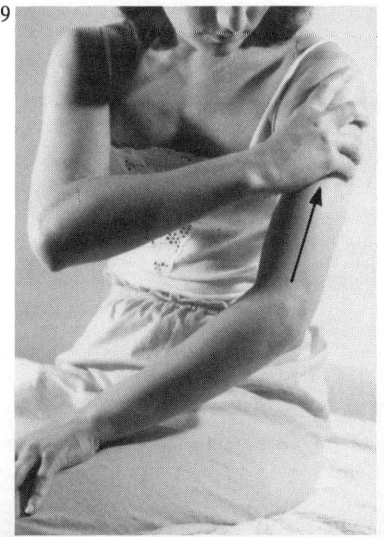

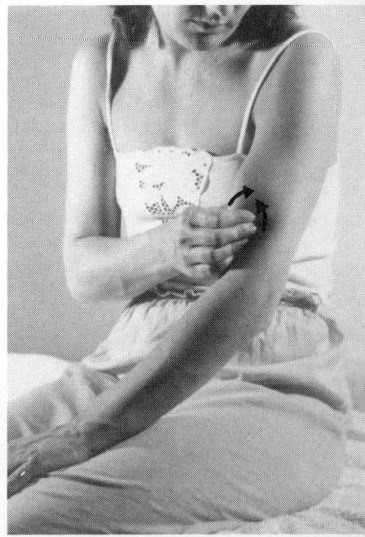

50

o Streichungen des Oberarms, wie oben beschrieben. Diese Streichungen sollten auch wiederholt zwischengeschaltet werden.

o Lockeres Ausschütteln des hängenden Arms.

Bewegungsübungen

o Langsames, weites Arm- und Schulterkreisen, jeweils vorwärts und rückwärts, gleich und gegenläufig. Zur Dehnung des Brustkorbes und der Streckung der Brustwirbelsäule sollten die Kreise rückwärts besonders betont werden.

o Beuge- und Streckbewegungen des Unterarms, der Hand und der Finger, evtl. auch gegen den Widerstand der anderen Seite.

o Kreisen des Handgelenks.

Selbstmassage von Nacken und Schulter

Einseitige Dauerbelastungen im Nacken- und Schulterbereich führen oft zum sogenannten «HWS-Syndrom» (Halswirbelsäulen-Syndrom, Nacken-Schulter-Syndrom) mit Verspannungen, Verhärtungen und Schmerzzuständen des paravertebralen (neben der Wirbelsäule gelegenen) Gewebes und des Trapezmuskels (Kapuzenmuskel), insbesondere an den Muskelrändern des absteigenden Teils des Trapezmuskels und am Übergang vom querverlaufenden Teil zum aufsteigenden Teil. Die Schmerzen können bis in den Oberarm ausstrahlen, zur Nackensteifigkeit und auch zu Kopfschmerzen führen.

Das beschriebene Syndrom tritt überwiegens links auf und besonders häufig bei Schreibkräften («Stenotypistinnenleiden»), bedingt durch stundenlange fixierte Sitz- und einseitige Kopfhaltung (Blick auf die Schreibvorlage). Vielleicht hilft es schon, wenn die Schreibvorlage hin und wieder auf die andere Seite gelegt wird. Einige der folgenden Massagegriffe und Bewegungsübungen können zur «Auflockerung» beitragen.

o Streichungen des Trapeziusrandes mit den Fingern, ausgehend vom Hinterhauptsrand hinter dem Ohr und auch dicht neben der Wirbelsäule bis zur Schulter. Die Streichungen können jeweils mit einer Hand auf der gleichen Seite oder auf der gegenüberliegenden Seite ausgeführt werden und auch mit beiden Händen gleichzeitig (Foto 51 u. 52).

o Einhandknetungen der oberen Trapeziusränder.

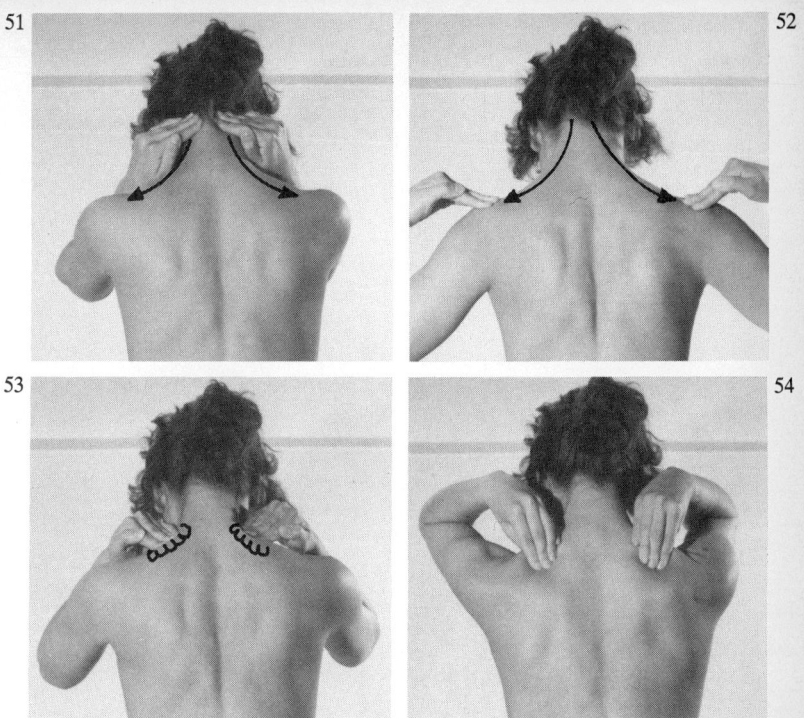

- Friktionen des beschriebenen Bereichs, insbesondere am Hinterhauptsrand vom Ohr bis zur Wirbelsäule (Foto 53).
- Akupressur (Fingerdruck-Massage) des «Schmerzpunktes». Der erste Schmerzpunkt liegt etwa in der Mitte zwischen der Wirbelsäule (7. Halswirbel, dieser hat einen etwas größeren Dornfortsatz) und der Schulterhöhe. Von diesem Punkt, er wird «Schulterbrunnen» (oder «Quell der Schulter») genannt, gehen oft Verspannungen und Schmerzen im Nakken- und Schulterbereich aus. Die Akupressur ist auch bei Migräne angeraten.
  Der Punkt ist auf der Seite der stärkeren Verspannung besonders fest und auch schmerzhafter; er soll trotz der Schmerzen kräftig gedrückt werden (Foto 54).

55 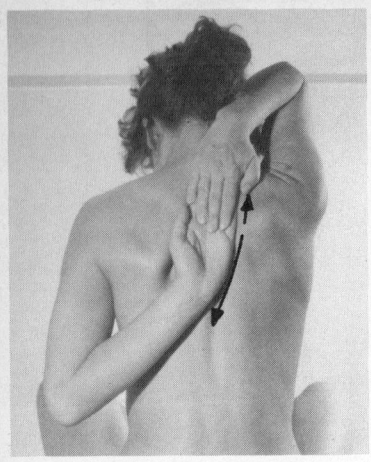 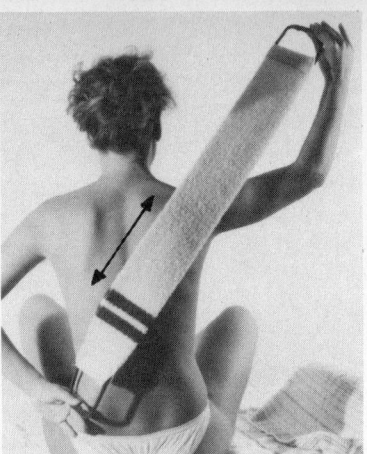 56

○ Streichungen diagonal über den Rücken (beide Seiten; Foto 55, evtl. auch mit einem Massageband oder groben Handtuch (Foto 56).

○ Streichungen des Trapeziusrandes, wie oben beschrieben.

Bewegungsübungen

○ Langsames Schulter- und Armkreisen vorwärts und insbesondere rückwärts; möglichst große Kreise machen.

○ Kopfneigen vorwärts und rückwärts; nach rückwärts gegen den Widerstand der Hände.

○ Kopfneigen seitwärts, Ohr zur Schulter.

○ Kopfdrehen nach links und rechts; über die Schulter schauen.

Selbstmassage des Rückens

Wie schon die Selbstmassage von Nacken und Schulter hat auch die Rücken-Selbstmassage ihre Grenzen. Wir können im wesentlichen nur den unteren Bereich massieren oder müssen wieder zum Massageband bzw. zur Stielbürste greifen.

Wir arbeiten bei der Selbstmassage des Rückens vom Becken ausgehend so weit wie möglich nach oben:

○ Kräftige Finger- und Knöchelstreichungen entlang des Beckenkamms von der Wirbelsäule nach außen (Foto 57 u. 58).

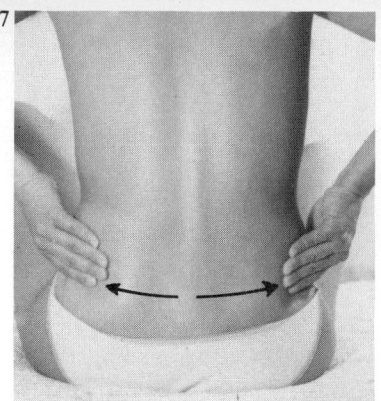

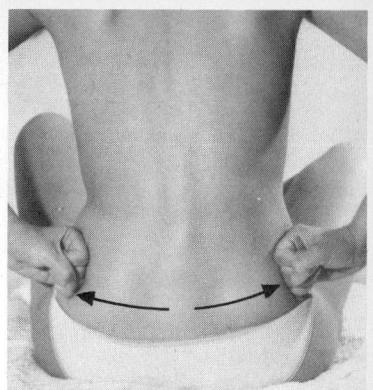

Diese Streichungen dann jeweils etwas höher ansetzen, so weit es nach oben geht (Foto 59).

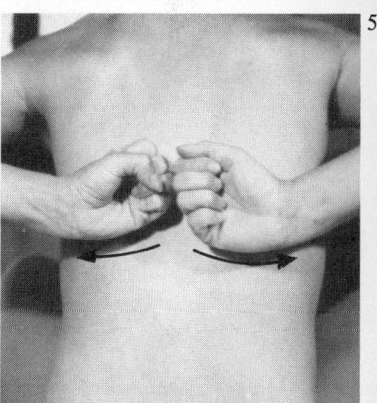

○ Kräftige Streichungen auf- und abwärts neben der Wirbelsäule mit den Fingerkuppen und/oder mit den Knöcheln (Foto 60).

○ Friktionen mit den Fingerkuppen und/oder den Knöcheln im Bereich des Kreuzbeins, des Bekkenkamms und neben der Wirbelsäule, wieder so weit nach oben wie möglich (Foto 61).

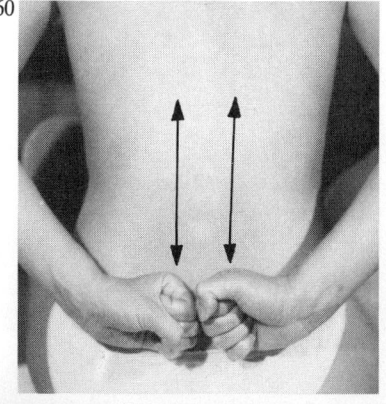

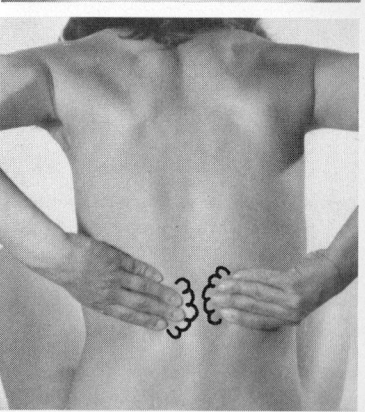

○ Kreisende, flächige Streichungen mit den Fingern und/oder den Knöcheln im erreichbaren unteren Teil des Rückens.

○ Kräftige Finger- und Knöchelstreichungen, wie oben beschrieben.

Das Massageband und die Massagebürste sind bereits bekannt. Wir bieten hier noch eine Massagehilfe mit Tennisbällen an: In der Rückenlage oder mit dem Rücken gegen eine Wand gelehnt, werden zwei Tennisbälle unter den Rücken gelegt, links und rechts neben die Wirbelsäule. Dann wird durch entsprechende Auf- und Abbewegungen des Körpers der Rücken mit den Bällen «massiert». Man kann auch vier Tennisbälle durchbohren und diese dann auf einen kurzen Bambusstab stecken. Mit dieser «Walze» arbeiten wir dann wie mit den (vorgenannten) losen Bällen.

Bewegungsübungen

○ Im Fersensitz Aufrichten und Kippen des Beckens; durch Auflegen der Zeigefinger und der abgespreizten Daumen auf den Beckenkamm (die Finger zeigen nach vorn, die Daumen nach hinten) ist eine gute Kontrolle gegeben.

○ In der Bauchlage wiederholtes Anheben der Beine und Halten über etwa acht Sekunden;

○ entsprechend dann ‹Aufbäumen› des Oberkörpers oder gleichzeitiges Heben von Oberkörper und Beinen zur Kräftigung der Rückenstrecker.

○ Weites Beckenkreisen («Hula-Hoop» mit großräumiger Bewegung).

○ Bei starkem Hohlkreuz auch Rumpfbeuge-Übungen zur Dehnung der Muskulatur im Lendenbereich und Kräftigungsübungen für die Bauchmuskeln (siehe Massage der Bauchmuskeln, S. 76 u. 77).

Selbstmassage der Brust

Bei der Brustmassage (Thoraxmassage) müssen wir zwischen der Massage der weiblichen und männlichen Brust unterscheiden. Während beim Mann der gesamte Thorax massiert werden darf, muß bei der Frau der Bereich des Busens ausgespart werden. Die Hautsensibilität ist bei Frauen stärker ausgeprägt als bei Männern, insbesondere auch die Berührungsempfindlichkeit der Brüste (vgl. MONTAGU 1984, 133). Wir haben es hier also mit einem empfindlichen Organ zu tun, das nicht massiert wird. Erlaubt sind allenfalls vorsichtige Streichungen, dies z. B. zur Krebsvorsorge. Die gleiche Behandlung wie die männliche Brust kann auch die noch unentwickelte Mädchenbrust erfahren.

Selbstmassage der männlichen Brust

(Bei stark behaarter Brust muß mit Massageöl gearbeitet werden.)

○ Streichungen des großen Brustmuskels mit abgespreiztem Daumen, jeweils mit der Hand der Gegenseite am unteren Rippenbogen beginnend. Wenn die Finger die Achselhöhle erreicht haben, wird der Daumen entlang der Schlüsselbeingrube zu den Fingern bewegt. An der Körperseite gleitet die Hand dann zurück in die Ausgangsposition (vgl. Partnermassage, S. 125).

○ Einhandknetungen des großen Brustmuskels, links und rechts.

○ Dehnstriche entlang des Brustbeins (vgl. Foto 65) und anschließende Streichungen entlang der Schlüsselbeine nach außen (vgl. Foto 64).

○ Friktionen im Bereich des Brustbeins und des gesamten großen Brustmuskels, insbesondere zwischen den Rippen (möglichst mit beiden Händen gleichzeitig).

○ Streichungen der Zwischenrippenmuskeln (vgl. Foto 66).

○ Streichungen mit beiden Händen vom Brustbein nach außen oder auch mit überkreuzten Armen auf der Gegenseite außen beginnend.

○ Streichungen entlang des Brustbeines abwärts und dann entlang der Rippenbögen nach außen.

○ Streichungen des großen Brustmuskels wie oben beschrieben.

Selbstmassage der weiblichen Brust

○ Streichungen mit beiden Händen oberhalb und unterhalb des Busens, die obere Hand zieht nach innen, die untere nach außen (Foto 62 u. 63).

62
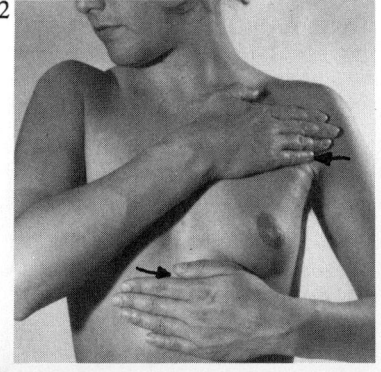

63
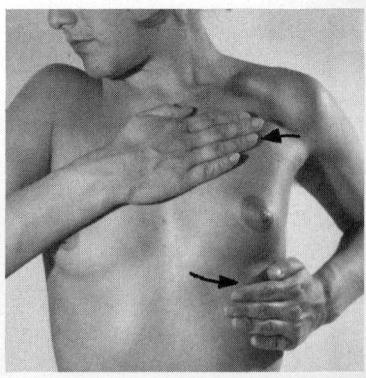

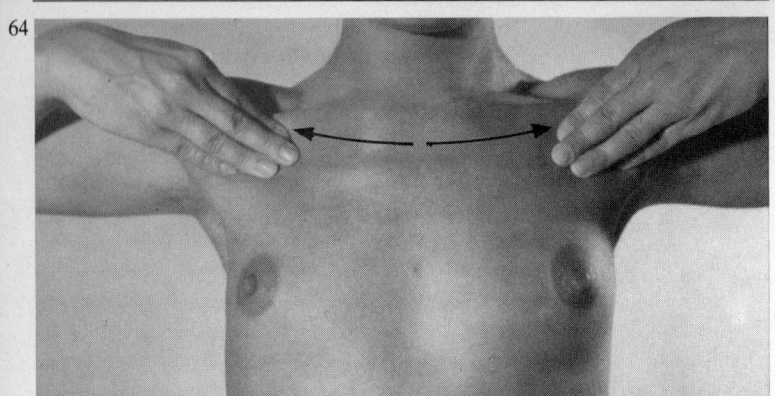

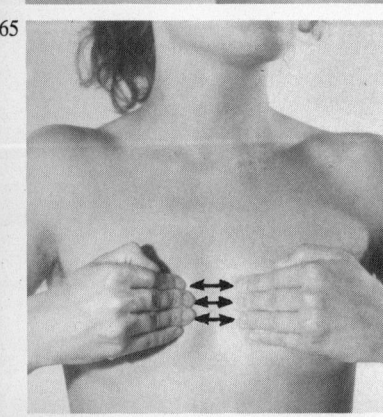

○ Streichungen des oberen Teils des
  großen Brustmuskels, des Ansatzteils oberhalb des Busens. Die
  Finger greifen in der Achselhöhle
  unter den Muskel, der Daumen
  streicht aus (vgl. Partnermassage
  S. 130).
○ Einhandknetung des oberen Teils
  des großen Brustmuskels. Griff
  wie eben; die Finger heben den
  Muskel ab, der Daumen arbeitet
  dagegen.
○ Kräftige Streichungen im Dekolleté-Bereich von innen nach außen, vom Brustbein zur Schulter
  (Foto 64).

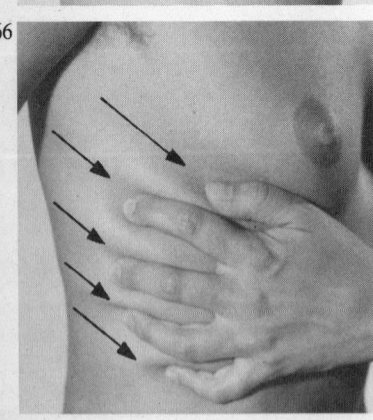

○ Dehnstriche entlang des Brustbeins (Foto 65) und anschließende Streichungen entlang der
  Schlüsselbeine (vgl. Streichungen
  im Dekolleté-Bereich).
○ Friktionen im Bereich des Brustbeins und des gesamten Bereichs
  um den Busen herum.
○ Streichungen der Zwischenrippenmuskeln (Foto 66).

○ Streichungen entlang des Brustbeins abwärts und dann entlang der Rippenbögen nach außen.
○ Vorsichtige, einfühlende Streichungen des Busens mit abgespreiztem Daumen, von unten nach oben und von außen nach innen zur Brustwarze hin. Diese Streichungen dienen der Anregung und Kräftigung und können als Kontrollstreichungen zur Krebsvorsorge gemacht werden. Besonders beobachtet werden müssen dabei die oberen, äußeren Quadranten, weil hier der höhere Anteil an Krebserkrankungen nachgewiesen wurde und gleichzeitig die besondere Nähe zu den Lymphknoten der Achselhöhle gegeben ist. Streichungen der Brustwarzen sind bei Warzen-Einstülpungen angezeigt.
○ Streichungen als Achterkreisen um beide Brüste; linke und rechte Hand wechseln sich nach jedem Achter ab, so daß auch die Richtung wechselt.

Bewegungsübungen
○ Atemübungen, Auflegen der Hände seitlich auf die Rippenbogen und tiefes Aus- und Einatmen; die Bewegungen des Brustkorbs erfühlen.
○ Die Handflächen vor der Brust zusammenlegen (wie zum Gebet) und dann kräftig gegeneinander drücken, dabei langsam auf und ab bewegen; weiteratmen.
○ «Schulterprobe», in Schulterhöhe die Ellbogen nach rückwärts pressen.
○ Beidhändige Wurfübung über dem Kopf (möglichst mit einem Medizinball) nach rückwärts zur Streckung der Wirbelsäule und Dehnung des Brustkorbs und nach vorne zur Kräftigung der großen Brustmuskeln.

Selbstmassage des Bauches

Wir haben bei der Brustmassage Streichungen entlang der Rippenbögen kennengelernt. Diese Streichungen können auch als Überleitung zur Bauchmassage oder als Einleitung der Bauchmassage gelten.

○ Großflächige, kreisförmige Streichungen mit beiden Händen im Uhrzeigersinn über den gesamten Bauchbereich.
○ Spiralförmige Fingerstreichungen um den Nabel, Spirale auswärts und wieder einwärts.
○ Wellenförmige Knetungen der Bauchmuskulatur vom Brustbein bzw. den Rippenbögen bis zu den Schambeinen und wieder zurück.

67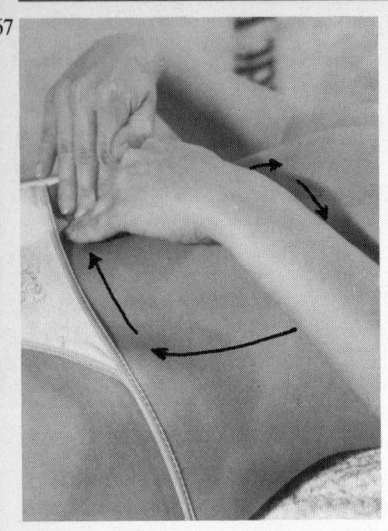

○ Kreisende Streichungen und Friktionen im Colonverlauf (Dickdarmverlauf). Wir beginnen mit Abwärtsstreichungen auf der linken Bauchseite, dem absteigenden Colon, ziehen dann ohne Druck nach rechts über die Blase zum aufsteigenden Dickdarmast, hier darf wieder stärker gedrückt werden, und dann weiter über den querverlaufenden Dickdarmabschnitt, wo wieder, wegen des Magens, weniger Druck ausgeübt wird. Die Colonmassage kann auch mit beschwerter Hand durchgeführt werden (Foto 67).

○ Großflächige, kreisförmige Streichungen, wie oben beschrieben.

Bewegungsübungen

Gerade die Bauchmuskeln sind vielfach recht schwach ausgebildet, dies zeigt sich bei Haltungsschwächen (vgl. Schwope 1981, 64–70) und auch durch unschöne Vorwölbungen («Bierbäuche»). Hinzu kommt, daß unsere sitzende Lebensweise die Bauchmuskeln ‹verkümmern› läßt.

Bei Kräftigungsübungen der Bauchmuskulatur müssen wir möglichst den Lenden-Darmbeinmuskel isolieren;[5] dies geschieht durch Anhocken der Beine in der Rückenlage oder noch besser durch Hochlegen der Unterschenkel (Oberschenkel senkrecht).

5 Der Lenden-Darmbeinmuskel (Hüft-Lendenmuskel; M. iliopsoas) gehört zur inneren Hüftmuskulatur. Er besteht aus zwei Muskeln, dem großen Lendenmuskel (M. psoas major), der an den Seitenflächen des zwölften Brustwirbels und der Lendenwirbel entspringt, und dem Darmbeinmuskel (M. iliacus), der in der Darmbeingrube entspringt. Beide Muskeln vereinigen sich und ziehen gemeinsam unter dem Leistenband hindurch zum kleinen Rollhügel (Trochanter minor) an der Innenseite des Oberschenkelknochens. Der Lenden-Darmbeinmuskel ist der stärkste Beuger des Beins im Hüftgelenk, zieht aber auch die Lendenwirbelsäule nach vorn und kippt das Becken. Er wird damit zum Gegenspieler des geraden Bauchmuskels (M. rectus abdominis) und des großen Gesäßmuskels (M. glutaeus maximus), die gemeinsam das Becken aufrichten. Beim Gehen, Laufen, Springen und Treppensteigen ist er der am meisten beanspruchte Muskel und muß selten zusätzlich gekräftigt werden. Um aber die Bauchmuskeln als seine Antagonisten zu kräftigen, muß der M. iliopsoas möglichst «isoliert» werden.

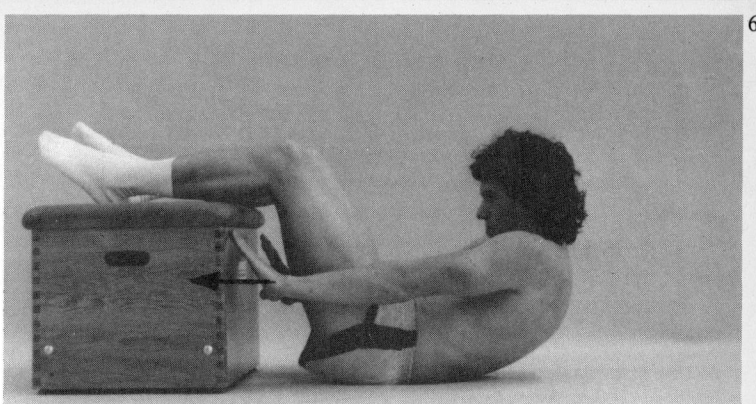

68

Foto: K.-P. Knebel

○ Aus der Rückenlage mit angehockten oder hochgelegten Beinen aufsit-
zen; versuchen Sie die erreichte Position möglichst über acht bis zehn
Sekunden zu halten. Durchatmen und mehrmals wiederholen (siehe
Foto 68).
○ In der Rückenlage (möglichst mit gestreckten Beinen) die Lendenwir-
belsäule auf den Boden pressen; die Hände zur Kontrolle unterlegen.
○ Im Fersensitz oder auch im Stand das Becken aufrichten und kippen;
Kontrolle durch Auflegen der Hände auf dem Beckenkamm.
Bauchmuskelübungen sollten möglichst täglich durchgeführt werden.

Selbstmassage von Gesicht
und Hals

Die Gesichts- und Halsmassage dient der Anregung und Durchblutung. Sie
beeinflußt den Spannungszustand der mimischen Muskulatur und kann so
evtl. die Neigung zur Faltenbildung mindern. Zur besseren Selbstkontrolle
wird die Massage vor einem Spiegel ausgeführt.

○ Streichungen der Stirn, von der Stirnmitte über die Schläfen (Foto 69).
○ Schnelle, senkrechte Streichungen auf und ab von den Augenbrauen bis
zum Haaransatz. Mit diesen Streichungen wandern wir gleichzeitig hin
und her über die ganze Stirn (Foto 70).
○ Finger-Klopfungen (Trommeln mit den Fingerbeeren) der gesamten
Stirn.

69

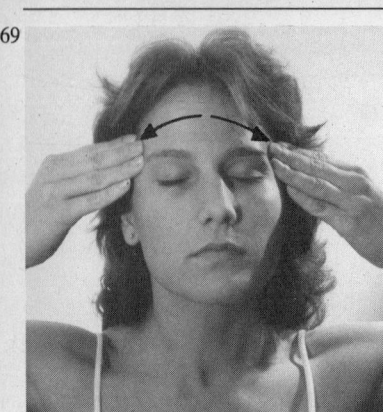

70

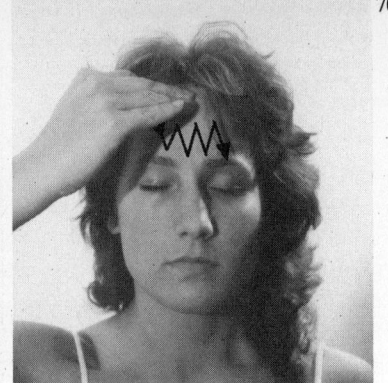

71

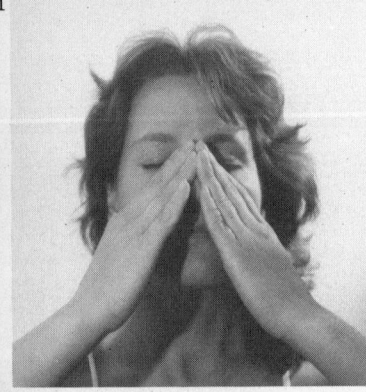

o Streichungen der Stirn von der
  Stirnmitte nach außen.
o Streichungen an der Nase abwärts
  bis zur Nasenspitze (zu den Nasenflügeln) und von dort über die
  Jochbeine zu den Ohren (Foto 71
  u. 72).
o Streichungen des Oberkiefers
  (Zeige- und Mittelfinger) und des
  Unterkiefers (Ring- und Kleinfinger) über die Wangen zum Ohr
  (Foto 73; vgl. auch Partnermassage, S. 138).

72

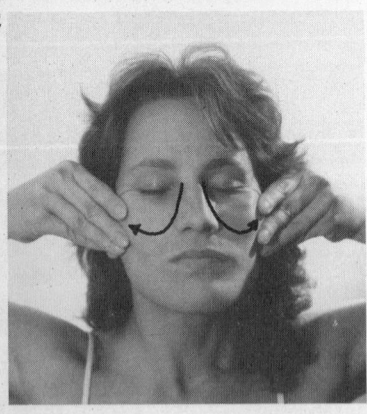

73

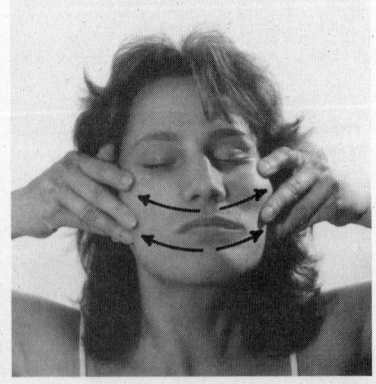

○ Streichungen vom Kinn über den Unterkiefer (Zeige- und Mittelfinger auf dem Kinn, Ring- und Kleinfinger darunter) zum Ohr. Diese Streichungen können als ableitendes Ausstreichen der großen Halsvenen über den Kopfwender weitergeführt werden (Foto 74).

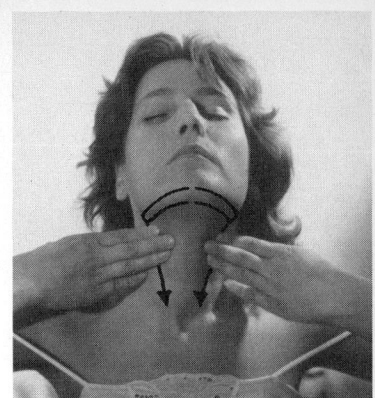

74

○ Fingerknetungen der Lach- und Kaumuskulatur (Foto 75).
○ Finger-Klopfungen im Bereich der Lach- und Kaumuskulatur.
○ Wiederholen der beschriebenen Streichungen.

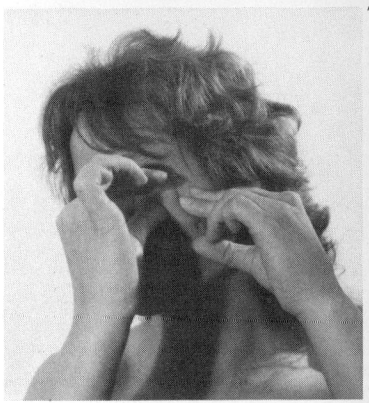

75

○ Im Bereich des Halses streichen wir zunächst den Kopfwender wie oben beschrieben und auch mit den Knöcheln der Fäuste. Diese Streichungen können dann auch als «Dekolleté-Streichungen» weitergeführt werden (vgl. Foto 64, S. 74).
○ Streichungen der seitlichen Halsmuskulatur bis hin zum Nacken; es wird jeweils abwärts gestrichen.
○ Einhandknetungen der Hals- und Nackenmuskulatur mit beiden Händen gleichzeitig.
○ Wiederholen der Streichungen.

Selbstmassage des Kopfes

Die Kopfmassage dient vorrangig der besseren Durchblutung der Kopfhaut.

○ Verschiebungen der Kopfhaut mit den Fingerkuppen der gespreizten
und steil gestellten Finger von den Seiten zur Kopfmitte (in drei bis vier
Schüben; Foto 76).
○ Die gleichen «Verschiebungen» von der Stirnhöhe und dem Hinterhaupt
her (Foto 77).
○ «Friseurgriff», kreisende Verschiebungen über den ganzen Kopf
(«Kopfwasch»-Bewegung).

76   77

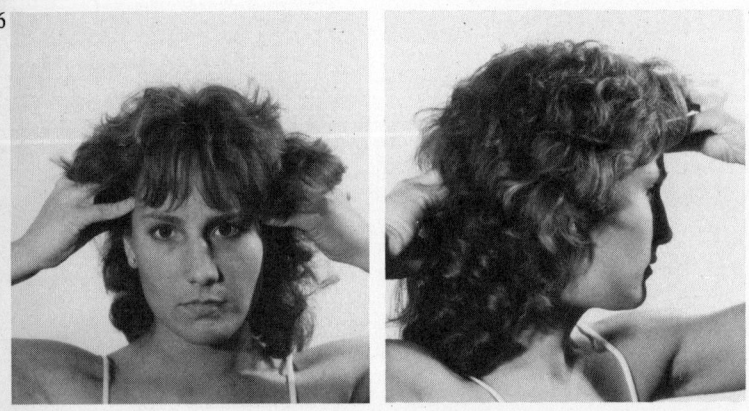

Hinweis: Die Finger müssen bei den Kopfmassagen sehr steil aufsetzen, um
nicht an den Haaren zu ziehen; sie sollen die Kopfhaut mehr verschieben
als reiben.

Mit dem ‹Rüstzeug›, den Erfahrungen und dem Können, der Selbstmassage geht es jetzt an die Partnermassage. Achten Sie als Massierender auf
das «Einfühlen» Ihrer Hände, auf ein differenziertes Ertasten. Bemühen
Sie sich als «Patient», wenn Sie massiert werden, die durch die Massage
gesetzten Reize wahrzunehmen und zu erleben. Tauschen Sie während der
Massage Ihre Körperwahrnehmungen und -erlebnisse gegenseitig aus.

Anleitungen zur Partnermassage

Wie die Selbstmassage kann auch die Partnermassage ein Mittel zur Selbsthilfe sein, mit den schon genannten Einschränkungen, daß Krankenbehandlungen von ausgebildeten Fachkräften durchzuführen sind und daß die Massageverbote (Gegenindikationen) beachtet werden.

Wir gliedern auch diese Anleitungen nach Körperregionen und verzichten auch hier bewußt auf sportartspezifische Besonderheiten. Die Reihenfolge des Angebots orientieren wir wieder an der «Herzrichtung» und beginnen mit den rumpffernen Körperpartien.

Alle Massagegriffe werden zunächst weich und einfühlend und dann kräftiger und druckvoller ausgeführt. Dabei ist aber immer die Befindlichkeit des Massierten zu beachten. Wichtig ist eine entspannte Lagerung; sie wird jeweils angegeben. Für die Massage im allgemeinen Sportbetrieb oder in der Wohnung, d. h., wenn keine Massagebank zur Verfügung steht, zeigen wir auch Lagerungsmöglichkeiten auf dem Boden (siehe S. 42, 84, 95, 133). (Zur Vereinfachung wird von «Patient» und «Masseur» gesprochen, auch wenn es sich nicht um Kranke bzw. ausgebildete Masseure [Therapeuten] handelt. Entsprechend verzichten wir auf die jeweilige Unterscheidung «Patient / Patientin» und «Masseur / Masseurin».)

Beinmassage (Rückseite)

Die Beinmassage kann in der Bauchlage oder in der Rückenlage, evtl. auch im Sitzen durchgeführt werden. Wir beginnen hier in der Bauchlage, weil dann die Fußsohlen- und Wadenmuskulatur günstiger bearbeitet werden können.

Hinweis: Wir massieren immer ein Bein ganz durch und wechseln dann erst zum anderen Bein.

Lagerung: Bauchlage; Rolle unter den Fußristen, um eine Überstreckung der Fußgelenke zu vermeiden und gleichzeitig eine Entspannung der Waden- und hinteren Oberschenkelmuskulatur zu erreichen.

○ Ausstreichen («Entwässern») des ganzen Beins und Streichen von den Knöcheln ausgehend über die Wade und den Oberschenkel bis zur Gesäßfalte. Zur Erleichterung des Abflusses kann der Unterschenkel auch angehoben werden (Foto 78). Der Hauptdruck am Oberschenkel wird auf die Innenseite ausgeübt, weil dort die Hauptvenen und Lymphgefäße verlaufen. Mehrmals kräftig hochstreichen.

Wir erinnern noch einmal an das Massageverbot bei Krampfadern!

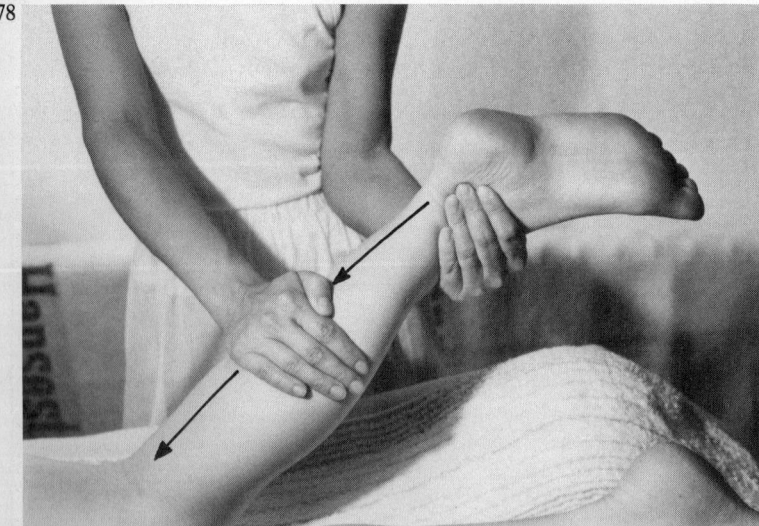

78

Fußmassage (Fußsohle)

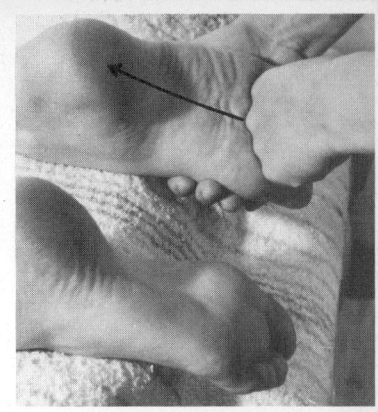
79

o Streichungen der Fußsohle von
  den Zehen zur Ferse mit dem
  Handballen und mit der Faust.
  Die zweite Hand hält den Fuß
  (Foto 79). Bei diesen Streichungen kräftig in das Längsgewölbe
  des Fußes «hineinarbeiten»

o Friktionen der Fußsohle mit den
  Fingern (Zeige- und Mittelfinger); die zweite Hand hält wieder
  den Fuß (Foto 80).

o Friktionen der Fußsohle mit den
  Daumen beider Hände; jetzt halten die Finger den Fuß (Foto 81).

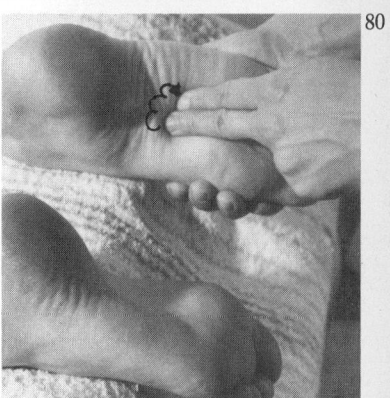
80

o Streichungen der Fußränder, insbesondere des inneren Fußrands,
  weil sich hier die Reflexzonen der
  Wirbelsäule befinden (Abb. 12;
  vgl. auch S. 62).

o Fingerknetungen der Fußränder.

Abb. 12: Reflexzonen der Fußränder

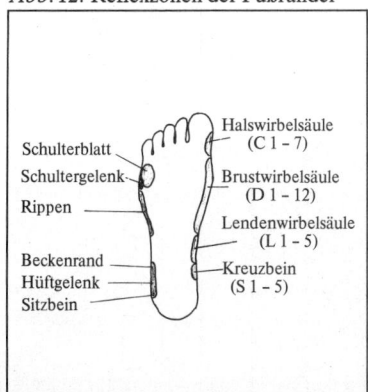

Schulterblatt
Schultergelenk
Rippen

Beckenrand
Hüftgelenk
Sitzbein

Halswirbelsäule
(C 1 – 7)
Brustwirbelsäule
(D 1 – 12)
Lendenwirbelsäule
(L 1 – 5)
Kreuzbein
(S 1 – 5)

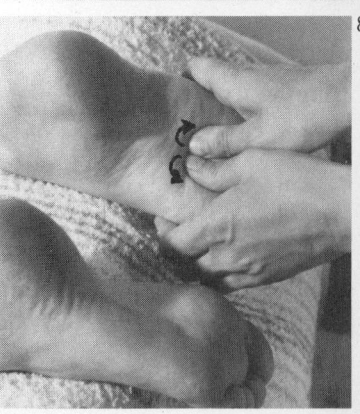
81

○ Friktionen um die Knöchel (vgl. Foto 12, S. 46 u. Foto 36, S. 61).
○ Fingerstreichungen der Achillessehne.
○ Streichungen der Fußsohle wie oben beschrieben; diese Streichungen auch wiederholt zwischenschalten und abschließend über die Wade weiter führen.

Unterschenkelmassage (Rückseite)

Der Masseur massiert das anliegende (nähere) Bein. Bei der Massage ohne Massagebank kniet oder sitzt er neben dem Bein. Im Sitz kann er gleichzeitig durch sein Bein die Rolle ersetzen (Foto 82).

○ «Entwässernde» Streichungen der Wadenmuskulatur bei angehobenem Unterschenkel. Eine Hand hebt und hält den Unterschenkel am Fußrist, die andere Hand streicht kräftig die Wade (vgl. Foto 78).
○ Kräftige Streichungen der Wade. Die Hände umfassen den Wadenmuskel, die Daumen beginnen zunächst links und rechts von der Achillessehne und schließen dann zusammen; sie streichen in der Spaltlinie des zweiköpfigen Wadenmuskels (Wadenzwillingsmuskel). In Höhe der Kniekehle schließen die Daumen zu den Fingern, und die Hände gleiten wieder (ohne Druck) in die Ausgangsposition.
○ Längsknetungen der Wadenmuskulatur. Die Finger beider Hände heben

82

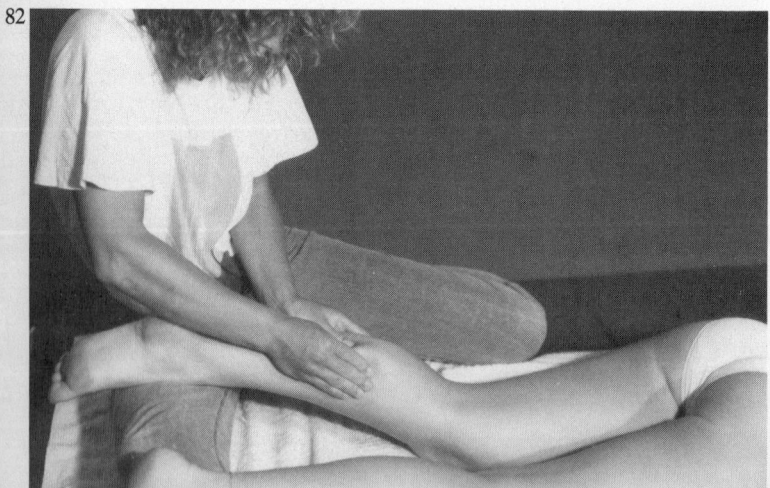

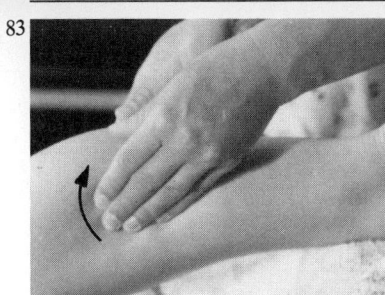

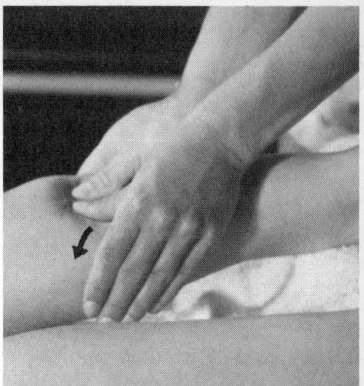

den Muskel ab, die Daumen pressen ihn anschließend wieder heran (Foto 83 u. 84).

○ Dehnstriche in der Spaltlinie des Wadenzwillingsmuskels. Die Daumen liegen in der Muskelfurche beieinander und ziehen dann zu den Fingern hin (Foto 85).

○ Querknetungen der Wadenmuskulatur, beginnend mit Fingerknetungen an der Achillessehne (Foto 86 u. 87).

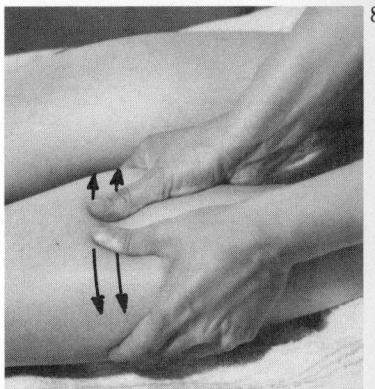

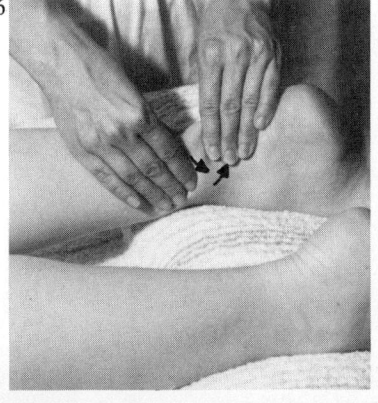

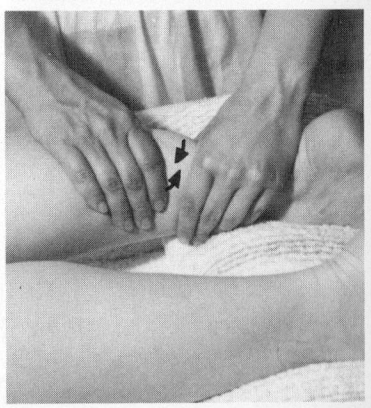

o Friktionen der Wadenmuskulatur; Friktionen mit beschwerter Hand
  und/oder gezielte Fingerfriktionen.
o Kräftige Streichungen der Wade, wie oben beschrieben, evtl. wieder bei
  angehobenem Fuß. Streichungen sollten auch wiederholt eingeschoben
  werden.
o Rollungen (Lockerungen) der Wade bei angehobenem Fuß.
o Streichungen, evtl. auch Hand über Hand, bis hinauf über den Oberschenkel.

Oberschenkelmassage (Rückseite)

Der Masseur arbeitet am anliegenden (näheren) Bein, weil er dann günstiger auch die Adduktoren (die Beinschließer) an der Innenseite des Oberschenkels erreicht. Die Lagerung geschieht, wie bei der Massage des Unterschenkels, mit einer Rolle unter den Fußristen.

o Kräftige Streichungen des Oberschenkels mit beiden Händen. Den
  Oberschenkel möglichst weit umfassen. In Höhe der Gesäßfalte schlie-
  ßen die Daumen zu den Fingern, und die Hände gleiten zurück
  (Foto 88).

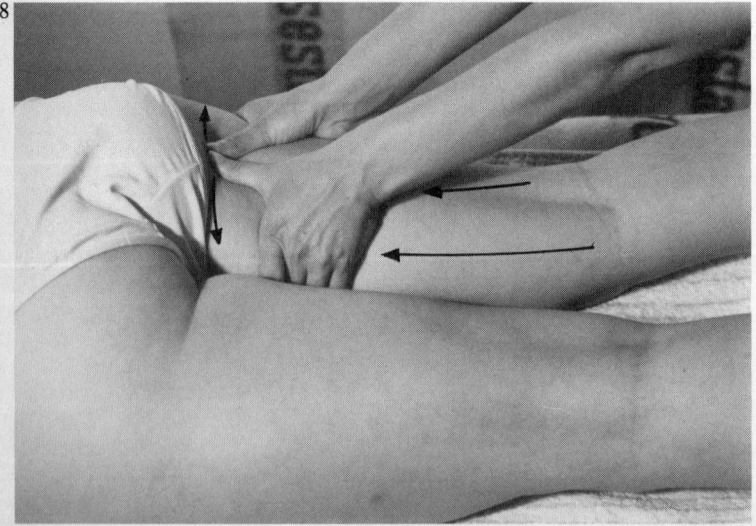
88

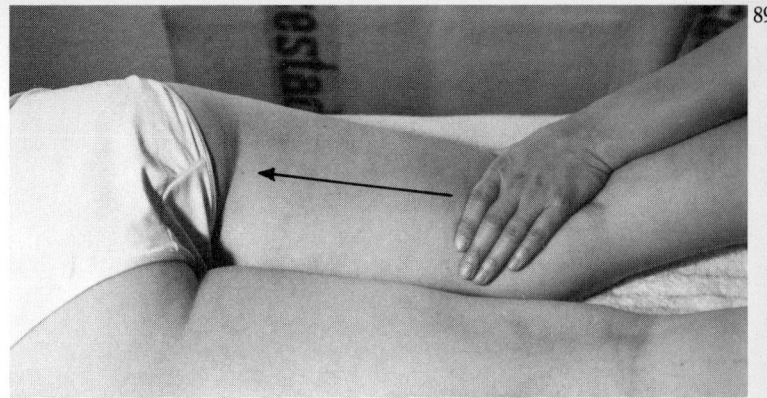

89

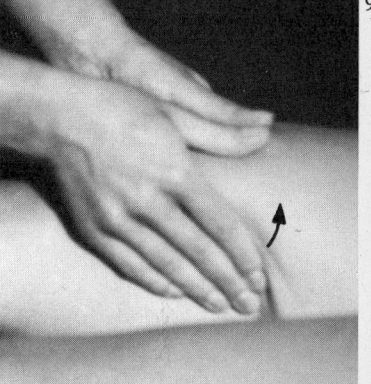

90

○ Kräftige Einhand-Streichungen des Oberschenkels von der Kniekehle bis zur Gesäßfalte mit abgespreiztem Daumen (Foto 89). Der Daumen schließt in Höhe der Gesäßfalte zu den Fingern, dann gleitet die massierende Hand wieder zurück. Wir streichen im Wechsel die Beugemuskulatur auf der Rückseite und die Adduktoren auf der Innenseite des Oberschenkels.

○ Dehnstriche in der Muskelrille zwischen dem zweiköpfigen Oberschenkelmuskel und dem Halbsehnenmuskel (vgl. Foto 85).

○ Längsknetungen; dabei möglichst viel Muskulatur fassen (Foto 90 u. 91).

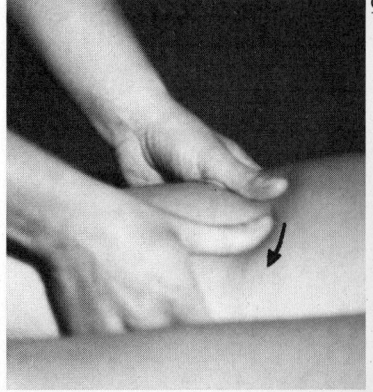

91

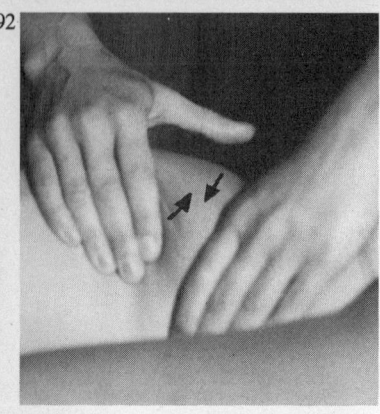

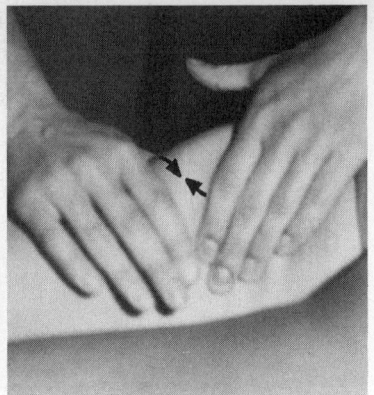

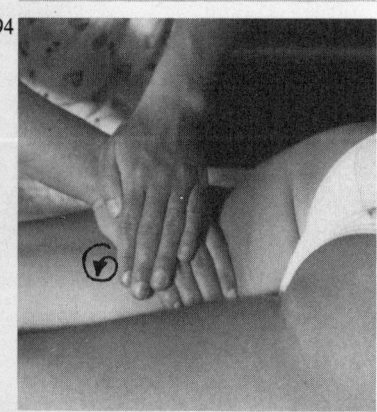

○ Querknetungen; hier wieder im
  Wechsel die Beugemuskulatur
  und die Adduktoren (Foto 92 u.
  93).
○ Friktionen mit beschwerter Hand
  (Foto 94) und/oder gezielte Fingerfriktionen.
○ Streichungen der Schenkelbinde
  des Oberschenkels (Foto 95).

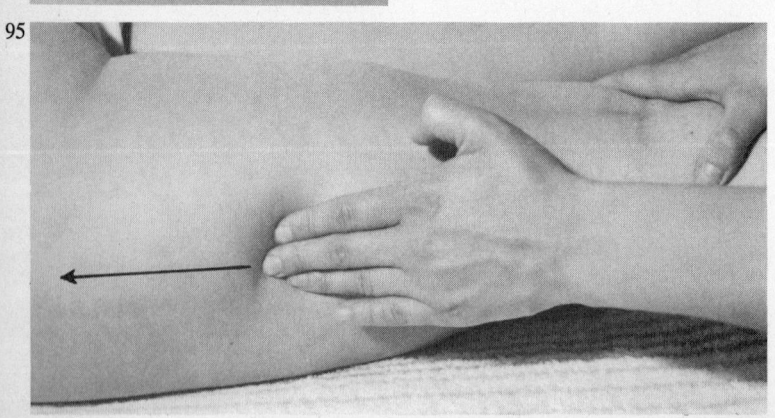

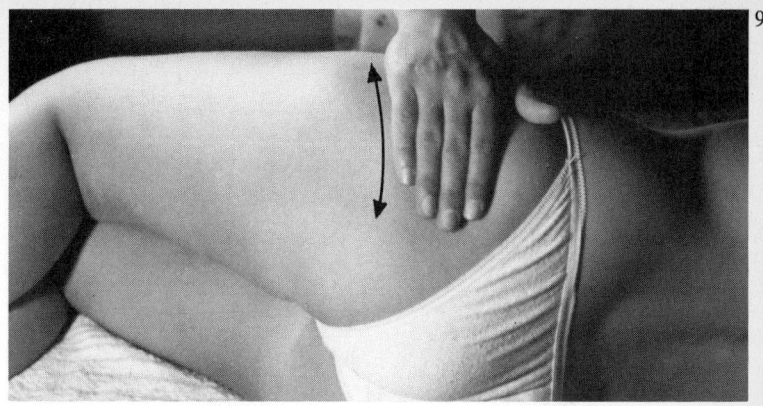

○ Evtl. Klatschungen und Hackungen (vgl. Foto 120 u. 121, S. 97).

○ Streichungen des Oberschenkels wie oben beschrieben; diese auch wiederholt zwischenschalten.

○ Rollungen (Lockerungen) des Oberschenkels, evtl. auch in Verbindung mit der Wadenmuskulatur bei angehobenem Unterschenkel, sowie Schüttelungen des ganzen Beines vom Fuß her. Der Hüftbereich kann besser in Seitenlage geschüttelt werden (Foto 96).

Wir beschreiben später die Gesäßmassage gesondert. Diese kann auch mit der Oberschenkelmassage gekoppelt werden. Dann bieten sich noch gezielte Streichungen der «ischiocruralen Zone» («Ischias-Straße»), entweder mit den Daumen oder mit der Faust an (vgl. S. 123).

Bewegungsübungen
○ Greif- und Spreizübungen der Zehen, Widerstandsübungen.

○ Gegen den Widerstand des Masseurs den Fuß kreisen, den Unterschenkel und dann auch den Oberschenkel heben.

○ Beinschluß- und Grätschübungen.

Beinmassage (Vorderseite)

Lagerung: Rückenlage, Rolle unter den Kniekehlen. Bei der Massage ohne Massagebank kann der sitzende Masseur mit seinem Bein wieder die Rolle ersetzen.

Wir beginnen wieder mit Streichungen des ganzen Beins; dabei streichen wir die Daumen links und rechts neben dem Schienbein und an der Kniescheibe vorbei zum Oberschenkel hinauf bis zur Leistenbeuge.

Fußmassage (Fußrücken)

○ Streichungen des Fußrückens, der Fußränder und insbesondere der Zehenstrahlen. Diese Streichungen können ziehend oder schiebend ausgeführt werden (Foto 97 u. 98).
○ Streichungen der einzelnen Zehen (Foto 99).
○ Spreizübungen der Zehen (Foto 100) und Knochenverschiebungen (Auf- und Abbewegungen der Zehengrundgelenke und der Mittelfußknochen (Foto 101).
○ «Formen» des Quergewölbes. Die Finger beider Hände drücken die Fußsohle hoch, während die Daumen die Fußränder nach unten biegen (Foto 102).
○ Friktionen des Fußristes und um die Knöchel (Foto 103).
○ Fingerknetungen der Fußränder (Foto 104).
○ Streichungen des Fußrückens wie oben beschrieben.
○ Streichungen der Fußsohle (Foto 105).

Wir gehen hier nicht mehr näher auf die Massage der Fußsohle ein, sie ist auf S. 83 u. 84 eingehend beschrieben.

97
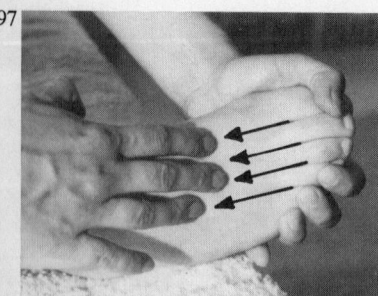

98
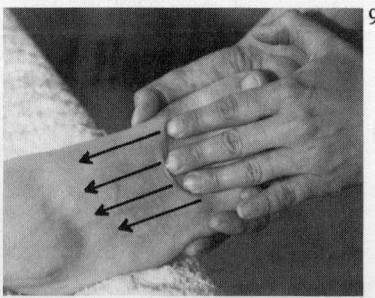

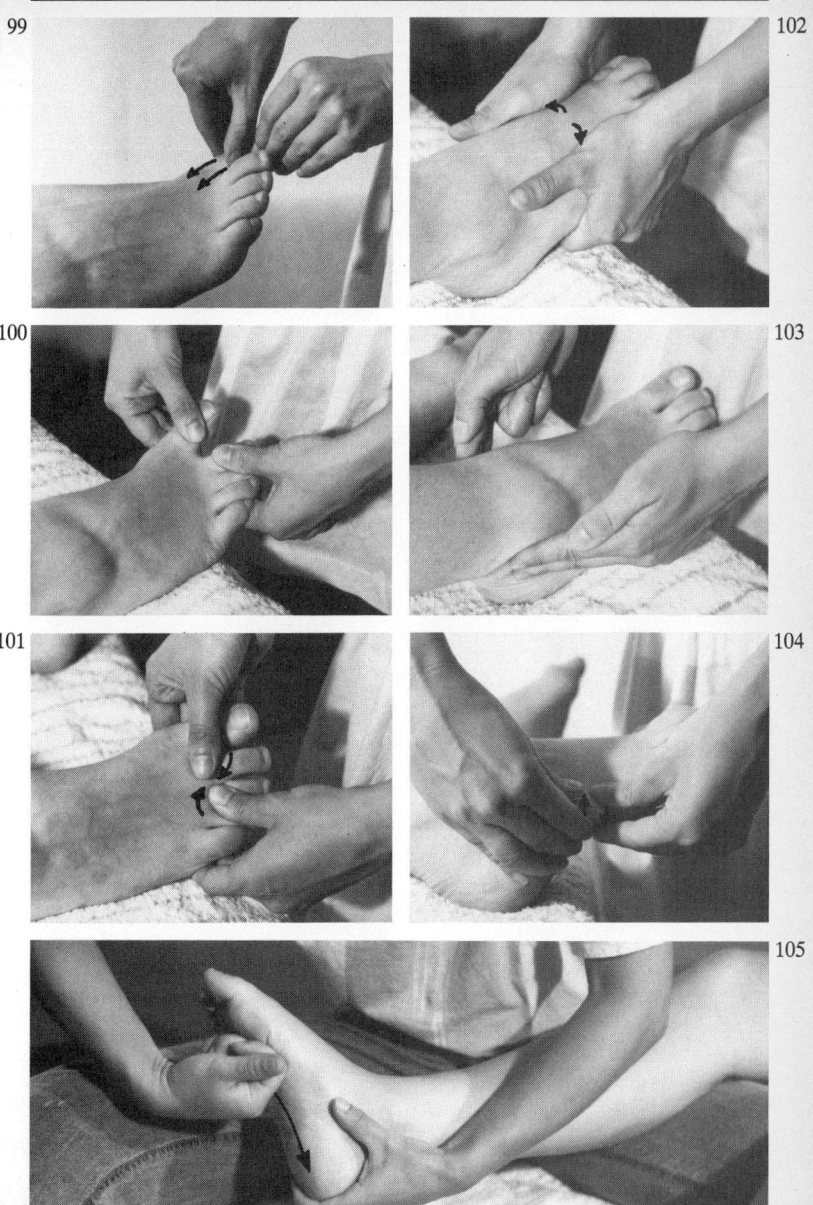

Unterschenkelmassage (Vorderseite)

Zur Vorderseite der Unterschenkelmuskulatur zählen nur die Muskeln, die
außen zwischen dem Schienbein und der Wadenmuskulatur liegen. Dies
sind im oberen Teil: Vorderer Schienbeinmuskel, langer Zehenstrecker
und langer Wadenbeinmuskel. Im unteren Teil sind noch der Strecker der
Großzehe und der kurze Wadenbeinmuskel zu erreichen.[6] Diese Muskelgruppe ist am entfernteren Bein besser zu massieren.

○ Fingerstreichungen der o. g. Muskelgruppe, insbesondere des vorderen
   Schienbeinmuskels, des langen Zehenstreckers und des langen Waden-
   beinmuskels (Foto 106).

106
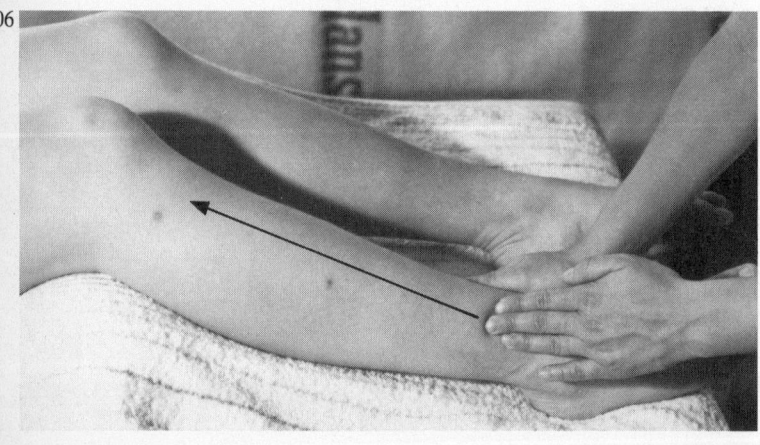

○ Fingerknetungen dieser Muskelgruppe (Foto 107).
○ Friktionen dieser Muskeln (Foto 108).
○ Streichungen wie oben beschrieben.
○ Daumenstreichungen um die Kniescheibe (Foto 109).

6 Die im Sport übliche Bezeichnung «Fußstrecken» für Anheben der Fersen und /
   oder Senken der Zehen ist medizinisch gesehen eine «Beugebewegung»; entsprechend der «Greifbewegung». Das Anheben der Zehen, z. B. in den Fersenstand,
   gilt als «Streckung».

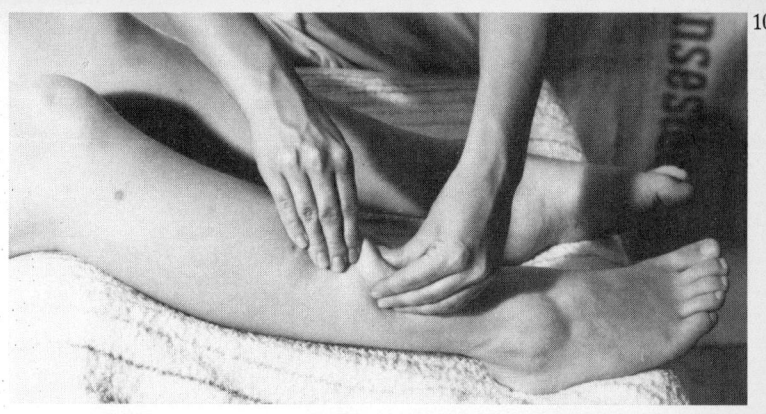

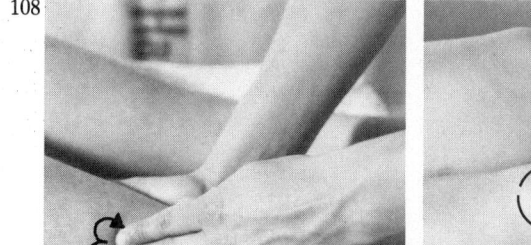
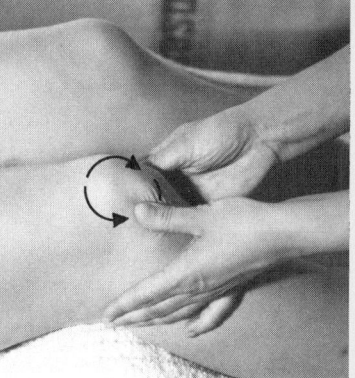

Wenn das Kniegelenk stärker gebeugt und der Fuß aufgesetzt wird, kann auch in der Rückenlage die Wadenmuskulatur massiert werden. Dies hat den Vorteil, daß der Patient nicht so oft umgelagert werden muß. Wir wollen diese Möglichkeit der Massage hier kurz skizzieren. Es wird am anliegenden (näheren) Bein massiert.

○ Kräftige Streichungen der Wadenmuskulatur mit einer Hand, evtl. auch im Wechsel mit der linken und rechten Hand. Die freie Hand hält, wenn nötig, den Fuß und damit das Bein in Position.
○ Dehnstriche entlang der Spaltlinie des zweiköpfigen Wadenmuskels. Die Fingerkuppen ziehen in kurzen Kratzbewegungen nach außen.

110 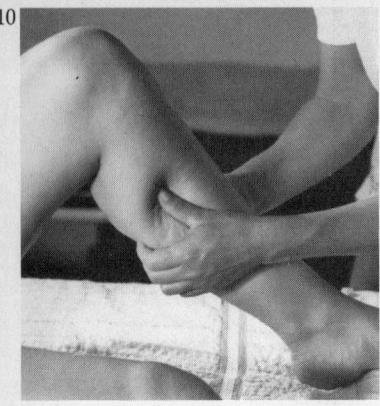 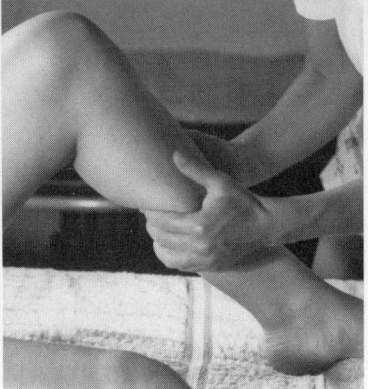 111

112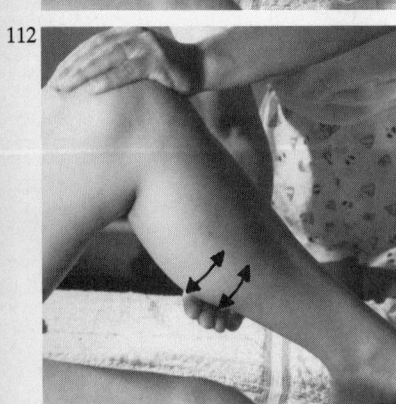

○ Längsknetungen der Wadenmuskulatur; die Daumen drücken den Muskel ab, und die Finger pressen ihn dann wieder heran (Foto 110 u. 111).
○ Zu Querknetungen muß das Knie nach außen geneigt werden. Der Masseur greift dann mit beiden Händen über das Bein an den Wadenmuskel zur Knetung.
○ Rollungen (Lockerungen) der Wadenmuskulatur (Foto 112).
○ Kräftige Streichungen von Unterschenkel und Oberschenkel.

Oberschenkelmassage (Vorderseite)

Am Oberschenkel wird wieder an der anliegenden Seite massiert, weil wir dann, wie schon bei der Massage der Rückseite, die Adduktorengruppe (Beinschließer) besser erreichen. Wenn diese Adduktorengruppe dabei schon ausgiebig bearbeitet wurde, kann hier evtl. eine weitere Massage dieser Muskelgruppe ausgespart werden. Wir bieten hier aber eine vollständige Massage an.
Bei der Massage ohne Massagebank kann wieder das Bein des Masseurs die Rolle unter der Kniekehle ersetzen (Foto 113).

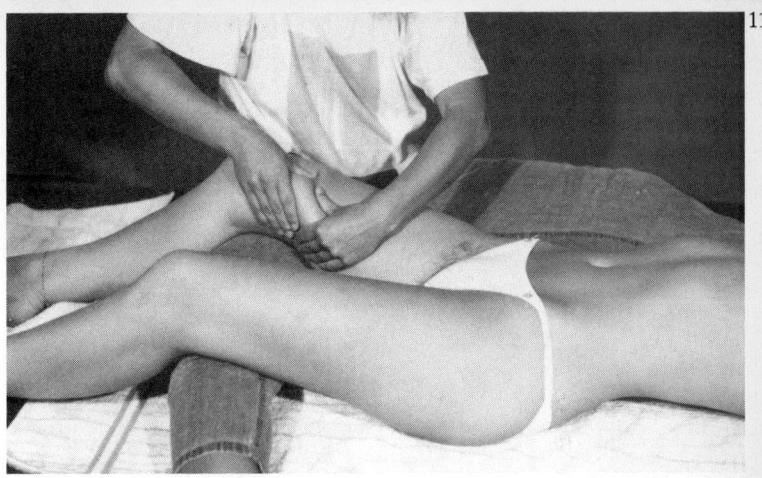

- Umfassende, kräftige Streichungen der Oberschenkelmuskulatur mit beiden Händen. Die Daumen schließen in der Leistenbeuge zu den Fingern, dann gleiten die Hände wieder zurück zum Knie (Foto 114).
- Kräftige Streichungen des vierköpfigen Oberschenkelmuskels vom Knie bis zur Leistenbeuge.
- Kräftige Streichungen der Adduktorengruppe (Beinschließer).

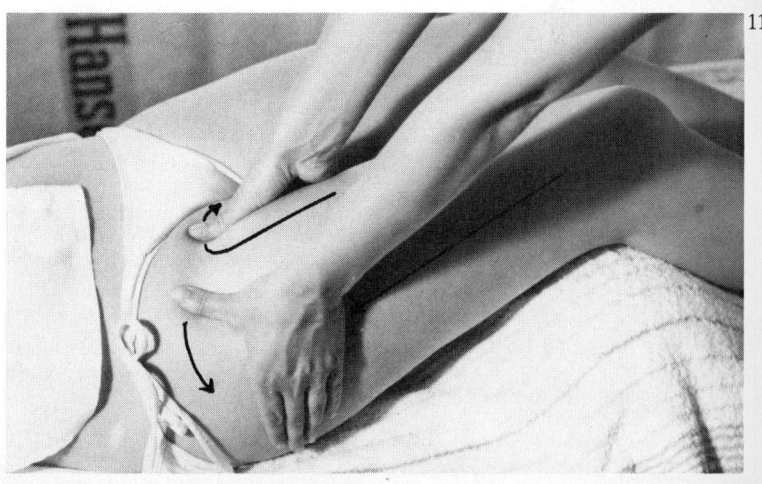

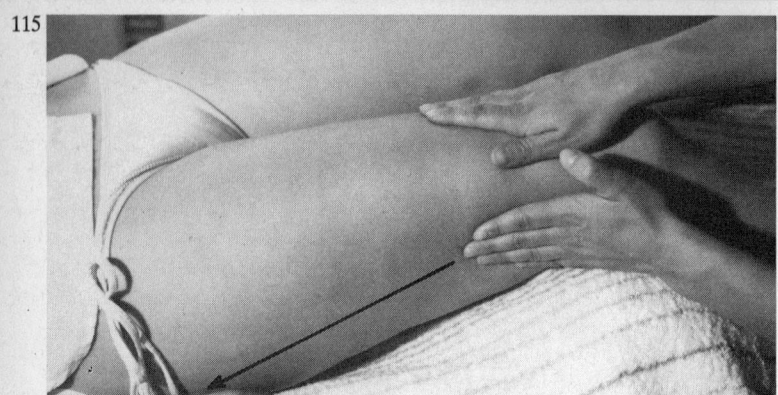

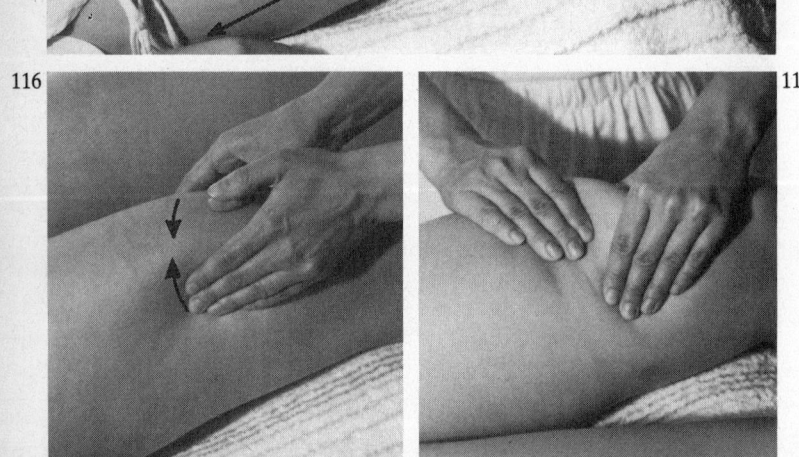

○ Streichungen der Schenkelbinde des Oberschenkels (Foto 115).
○ Längsknetungen des vierköpfigen Oberschenkelmuskels; die Finger heben den Muskel ab (Foto 116) und die Daumen arbeiten dann dagegen.
○ Querknetungen des Quadrizeps (Foto 117) im Wechsel mit Querknetungen der Adduktoren (vgl. Foto 113).[7]

7 Der vierköpfige Oberschenkelmuskel besteht aus folgenden Muskeln: Gerader Oberschenkelmuskel (vastus longus), Innerer Schenkelmuskel, Äußerer Schenkelmuskel und Mittlerer Schenkelmuskel. Der Quadrizeps streckt den Unterschenkel. Seine Ansatzsehne schließt die Kniescheibe ein. Der «vastus longus» hilft zusätzlich bei der Hüftbeugung.
Zur Muskelgruppe der Beinschließer (Adduktorengruppe) zählen die Muskeln

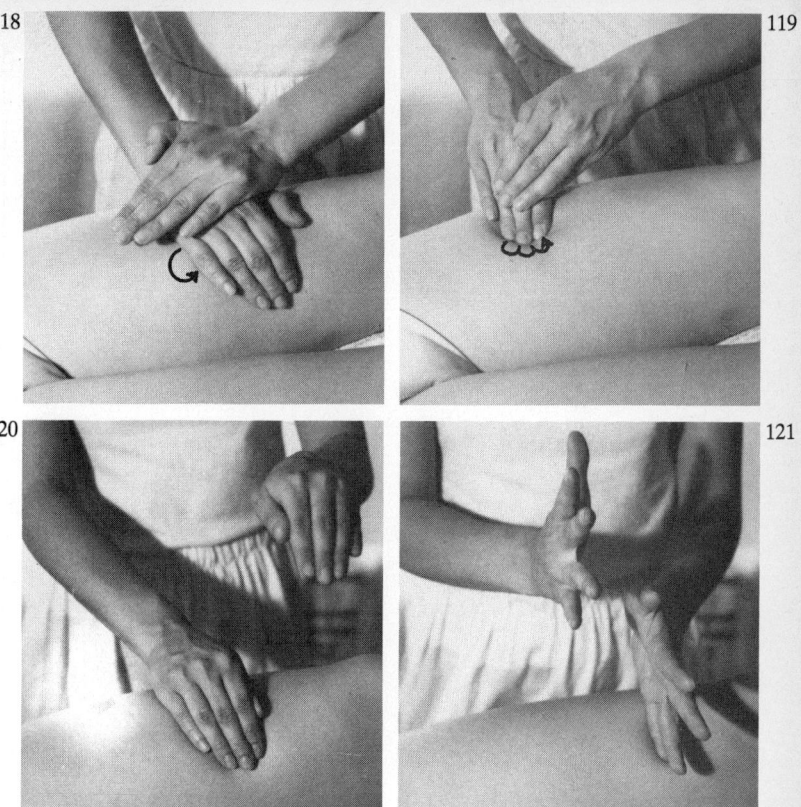

○ Friktionen mit beschwerter Hand (Foto 118) und/oder gezielte Friktionen mit den Fingern (evtl. mit beschwerten Fingern; Foto 119).
○ Evtl. Klatschungen (Foto 120) und Hackungen des Oberschenkels (Foto 121).

der Innenseite des Oberschenkels. Der Schlanke Schenkelmuskel wirkt zusätzlich beim Beugen und Einwärtsdrehen des Unterschenkels.
Wir erwähnen hier noch den Schneidermuskel, der eine Sonderstellung im Bereich der Oberschenkelmuskulatur einnimmt. Er entspringt am vorderen oberen Darmbeinstachel und setzt am inneren Schienbeinknorren an; verläuft also diagonal über den Oberschenkel und ist der längste Muskel unseres Körpers. Er ist als zweigelenkiger Muskel an der Beugung von Ober- und Unterschenkel und an der Innenrotation des Unterschenkels beteiligt (vgl. Abb. 10, S. 56).

○ Intermittierende Drückungen des Oberschenkels. Die Hände umfassen den Oberschenkel und pressen ihn dann zangenartig zusammen. Oberhalb des Knies beginnen, den Druck einige Sekunden halten, dann jeweils etwas nach oben versetzt erneut drücken.
○ Streichungen wie oben beschrieben; einige Streichungen auch wiederholt zwischenschalten.

Auch die Unterseite des Oberschenkels kann bei angewinkeltem Bein ähnlich wie bei der Wade in der Rückenlage massiert werden (vgl. S. 94). Die kräftigere und gezieltere Massage der Rückseite ist aber in der Bauchlage gegeben.

Bewegungsübungen
○ Traktionen (mit Ziehen) des Beins: Wir fassen an Ferse und Fußrist und ziehen das Bein; dabei wird gleichzeitig der Fuß bewegt und gedreht (Foto 122, 123 u. 124).

122
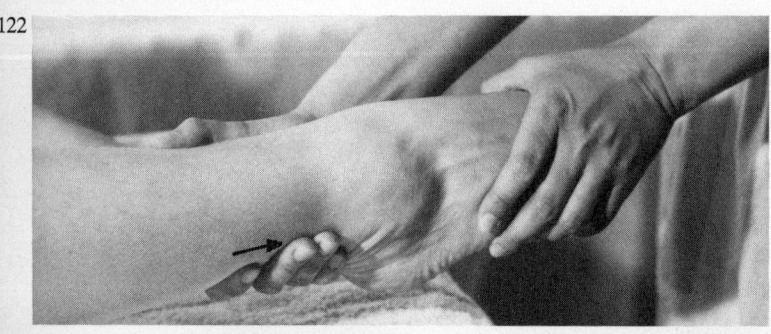

123
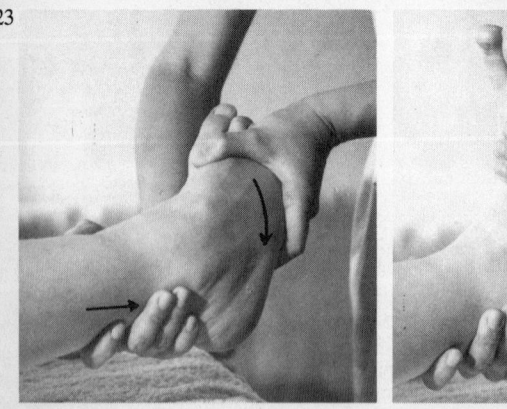

124
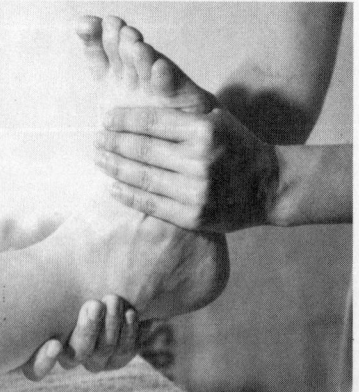

○ *Aktive* Bewegungsübungen: Beuge- und Streckübungen der Beine («Radfahren»).
○ Übungen mit Grätschen und Schließen der Beine (Beinkreisen) als Partnerübungen und auch gegen Widerstand.
○ Fußbewegungen gegen Widerstand.
○ Federungen, Lauf-, Sprung- und Hüpfübungen, möglichst als Partnerübungen und in Spielformen.

Armmassage

Die Massage der Arme kann in der Rückenlage des Patienten oder im Sitzen durchgeführt werden. Der zu massierende Arm muß in jedem Fall völlig locker und entspannt sein; er darf nicht dem Masseur hingehalten oder entgegengestreckt werden. Wir bevorzugen die Armmassage beim liegenden Patienten, weil sich dieser dann auch selbst besser entspannen kann als im Sitzen.

Wir beginnen mit Ausstreichen («Entwässern») des ganzen Arms. Der Masseur hält die Hand des zu massierenden Arms, hebt den Arm an und streicht dann vom Handgelenk aus den Unterarm und den Oberarm bis zur Achselhöhle bzw. bis zur Schulterhöhe. Durch das gleichzeitige Anheben des Arms wird der Abfluß erleichtert. Der Hauptdruck muß auf der Beugeseite des Unterarms und der Innenseite des Oberarms erfolgen, weil hier die größeren Venen und Lymphgefäße verlaufen. Die Streichungen können auch im Wechsel der beiden Hände ausgeführt werden; dann muß jeweils auch die haltende Hand wechseln.
Wir massieren immer einen Arm ganz durch, bevor wir dann den zweiten Arm massieren.

Handmassage

Nach den «ableitenden» Ausstreichungen des ganzen Arms beginnen wir mit der Massage der Hand.

○ Streichungen der einzelnen Finger. Der jeweils zu bearbeitende Finger wird mit einer Hand, von Daumen und Zeigefinger, gehalten und mit der anderen Hand, ebenfalls mit Daumen und Zeigefinger, schiebend mas-

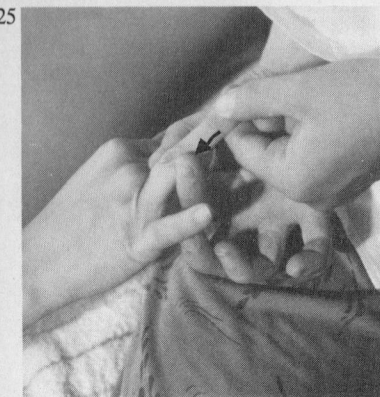

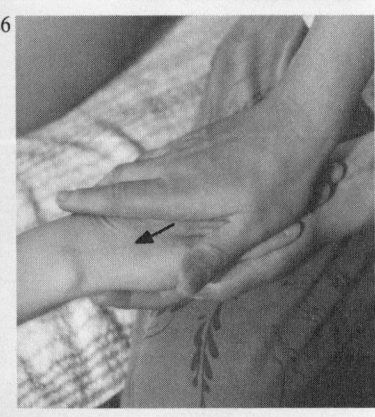

siert; im Wechsel von oben und unten (Beuge- und Streckseite) und von den Seiten (Foto 125).

○ Streichungen der Fingerstrahlen, einzeln mit dem Daumen oder gleichzeitig mit den Fingern.

○ Friktionen des Handrückens, d. h. der Fingergrundgelenke und der Knochenzwischenräume von Mittelhand und Handwurzel.

○ Knochenverschiebungen der Mittelhandknochen.

○ Streichungen des Handrückens (Foto 126).

○ Streichungen der Innenhand (des Handtellers).

○ Friktionen der Innenhand mit den Fingern (Foto 127) und/oder den Daumen (Foto 128).

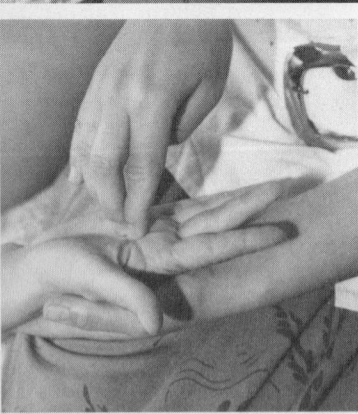

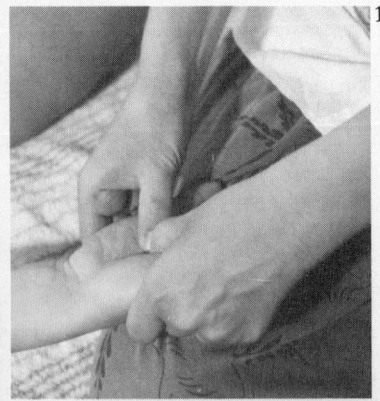

○ Fingerknetungen des Daumen-
  und Kleinfingerballens (Foto
  129).
○ Evtl. Akupressur des «He-gu-
  Punktes» in der Daumengabel
  (Foto 130; vgl. auch S. 47).
○ Streichungen der Innenhand.
○ Friktionen im Bereich des Hand-
  gelenks mit den Finger- oder
  Daumenkuppen (Foto 131).
○ Streichungen von Hand und Un-
  terarm im Wechsel von Beuge-
  und Streckseite.

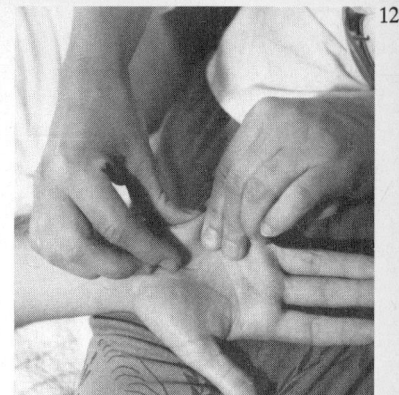

129

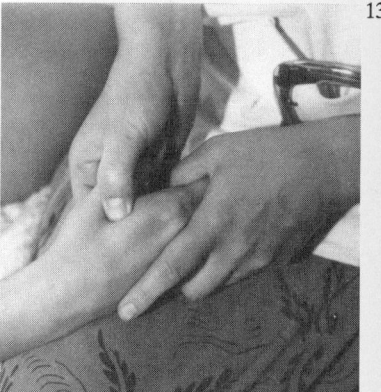

130

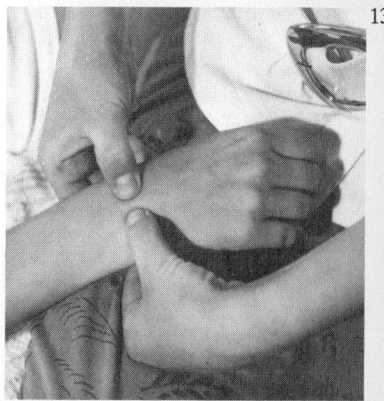

131

Unterarmmassage

○ Umfassende, kräftige Streichungen des Unterarms (Hauptdruck auf der Beugerseite); evtl. mit Wechsel der streichenden Hand (Foto 132 u. 133).

○ Gezielte Streichungen der Ellen- und Speichenbeuger (Foto 134).

○ Knetungen der Ellen- und Speichenbeuger (Foto 135).

○ Friktionen im Bereich der Beugemuskulatur.

○ «Dehnstriche» zwischen den Ellen- und Speichenbeugern.

○ Streichungen der Beuger- und Streckerseite des Unterarms.

○ Gezielte Streichungen der Ellen- und Speichenstrecker.

○ Knetungen der Ellen- und Speichenstrecker (Foto 136).

○ Friktionen im Bereich der Streckmuskulatur.

132
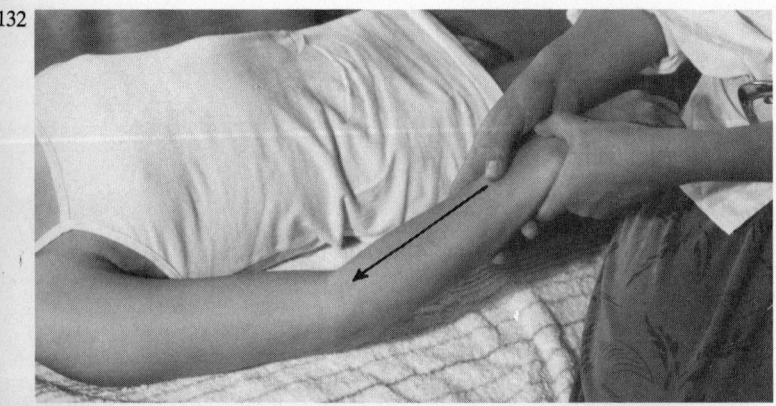

133
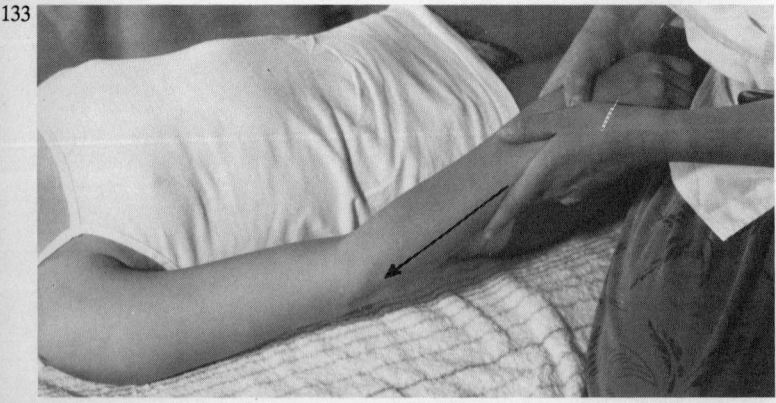

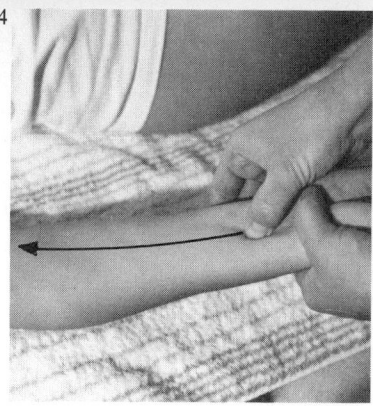

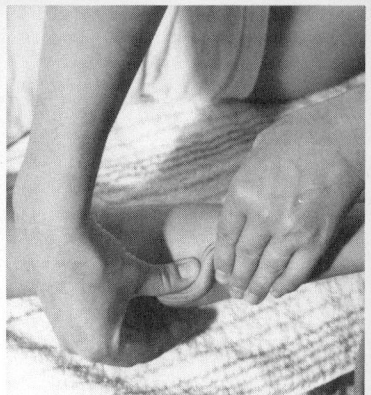

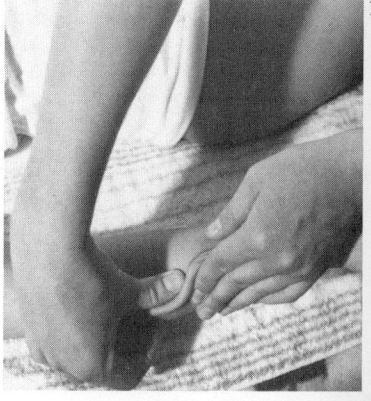

○ «Dehnstriche» zwischen den Ellen- und Speichenstreckern.
○ Streichungen der Beuger- und Streckerseite des Unterarms.
○ Leichte Friktionen im Bereich des Ellbogengelenks (Foto 137 und 138).
○ Umfassende, kräftige Streichungen des Unter- und Oberarms.

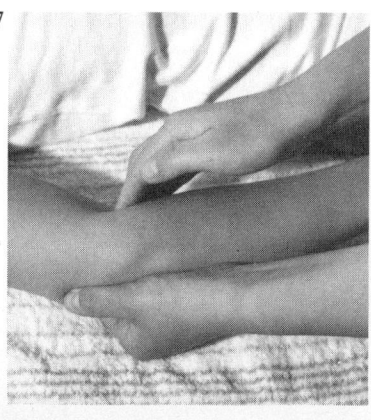

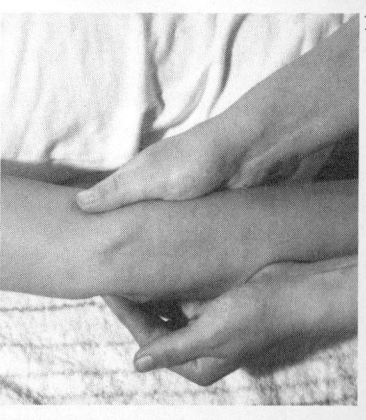

Oberarmmassage

o Umfassende, kräftige Streichungen des Oberarms; Beuge- und Streckseite werden abwechselnd gestrichen. Der Hauptdruck liegt auf der Innenseite, in Verbindung mit den Streichungen des Bizeps (Beuger des
Unterarms); dabei streichen entweder die Daumen oder die Finger bis in
die Achselhöhle (Foto 139). Die Streichungen des Trizeps (Strecker des
Unterarms) werden mit einer leichten Drehung über den Deltamuskel
(Armheber; hebt den Arm bis zur Waagerechten) zur Schulterhöhe weitergeführt (Foto 140).
o Gezielte (Daumen-)Streichungen der Innenseite des Oberarms zwischen Bizeps und Trizeps (Foto 141).

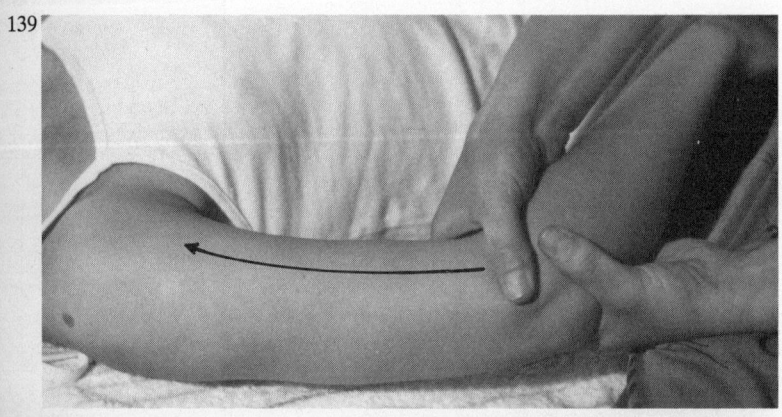

139

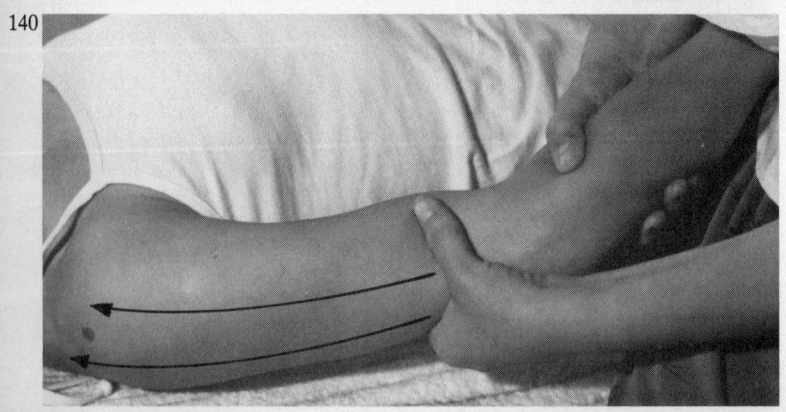

140

141
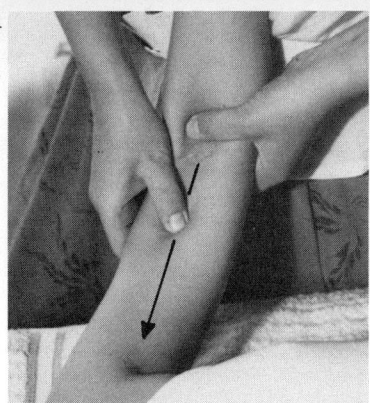

142
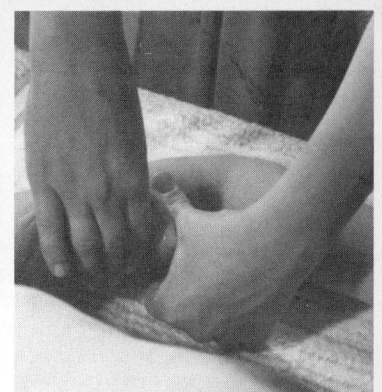

143
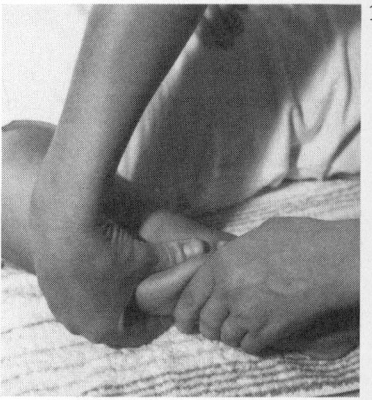

○ Gezielte Streichungen des Bizeps, des Trizeps und des Deltamuskels.
○ Knetungen des Bizeps (Foto 142).
○ Knetungen des Trizeps (Foto 143) und des Deltamuskels.
○ «Abgrenzungsstriche» am Rande des Deltamuskels (Foto 144).
○ Friktionen im Bereich des Bizeps (Foto 145), des Trizeps und des Deltamuskels.

144
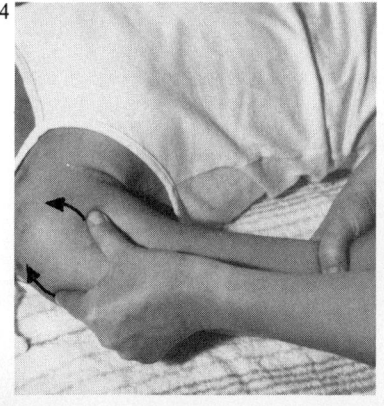

145
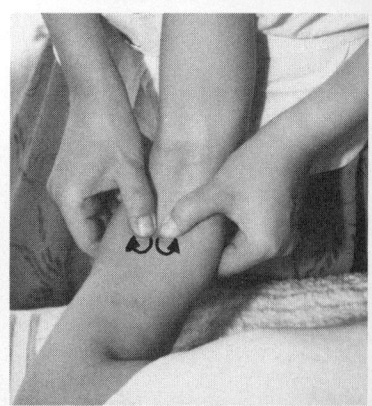

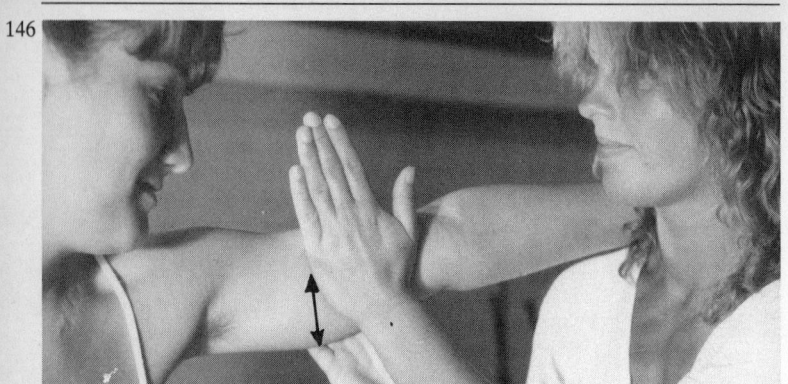

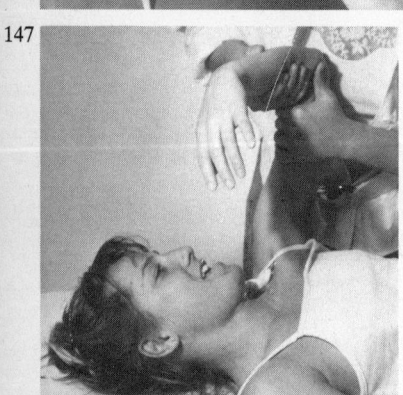

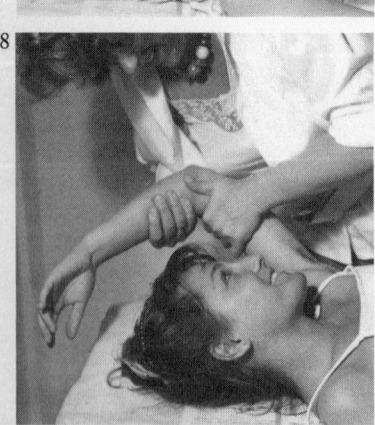

○ Friktionen im Bereich des Schultergelenks.
○ Umfassende Streichungen des Oberarms.
○ Schüttelungen des Arms: Der Masseur faßt die Hand des Patienten wie zum Gruß und schüttelt dann den Arm.
○ Rollungen des Arms: Der Patient sitzt oder steht und legt sein Handgelenk auf die Schulter des Masseurs. Dieser legt seine Hände am Unterarm an und rollt dann den Arm des Patienten zwischen seinen Händen (Foto 146).

Bewegungsübungen
○ Passive (geführte) und aktive (gegen Widerstand) Beuge- und Streckbewegungen des Unterarms, der Hand und der Finger.
○ Vorsichtige Traktionen und Dehnübungen des Schultergelenks (Foto 147 u. 148).
○ Aktive Bewegungs- und Widerstandsübungen des Schultergelenks (langsames, weites Armkreisen, Stoß-, Wurf- und Stützübungen).

Nacken- und Schultermassage

Der Patient kann in der Bauchlage oder im Sitzen massiert werden. In der Bauchlage sollte das Kopfteil der Liege leicht gesenkt oder die Brust des Patienten durch Unterlegen einer Rolle erhöht werden. Dann nimmt der Patient seine Arme nach vorn, legt die Hände übereinander und seine Stirn auf die Hände. Im Sitzen sollten die Arme auf einer Unterlage aufliegen, so daß der Kopf, nur leicht nach vorn geneigt, entsprechend mit der Stirn auf den Händen ruhen kann.

Durch diese Lagerung sind insbesondere die Nackenmuskulatur, der obere Bereich des Trapezmuskels und der Deltamuskel entspannt.

○ Streichungen vom Hinterhaupt in einem Halbkreis nach außen über den Nacken und Trapeziusrand zur Schulterhöhe (evtl. auch über den Deltamuskel) und von dort in einem Halbkreis nach innen über das Schulterblatt. Diese Streichungen können wechselseitig und/oder beidseitig (parallel) ausgeführt werden (Foto 149).

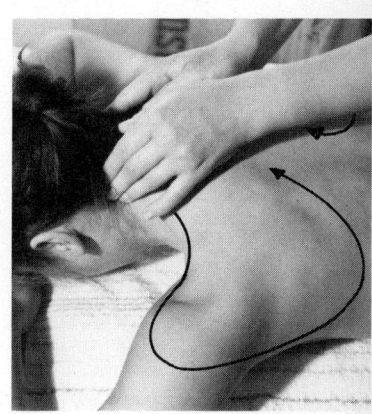

149

○ Streichung der Trapeziusränder mit beiden Händen, ausgehend vom Hinterhauptsrand hinter den Ohren, bis zur Schulterhöhe und weiter über die Deltamuskeln; dann ohne Druck in einem Bogen in die Ausgangsposition. Diese Streichung sollte mehrmals im Wechsel mit der folgenden ausgeführt werden.

○ Streichung ähnlich wie eben, jedoch ziehen jetzt die Finger unter den Trapeziusrändern bis zur Schulterhöhe (Acromion) und streichen dann weiter wie oben.

150 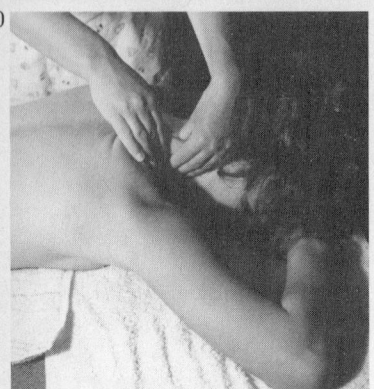 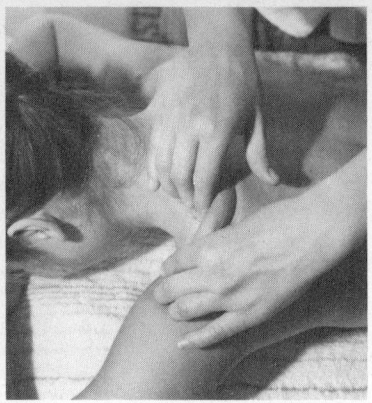 151

- ○ Knetungen der Trapeziusränder (Foto 150 u. 151) und der Deltamuskeln (links und rechts) und/oder parallele Einhandknetungen beider Seiten gleichzeitig.
- ○ Daumenfriktionen entlang der Wirbelsäule (neben den Dornfortsätzen). Die Finger liegen am Trapeziusrand an, während die weit abgespreizten Daumen von unten nach oben (kopfwärts) die Friktionen ausführen bis zum Hinterhauptsrand.
- ○ Ziehende Fingerstreichungen von Zeige- und Mittelfinger neben der Wirbelsäule abwärts, beginnend am Hinterhauptsrand bis etwa zur Höhe der unteren Schulterblattwinkel. Diese Fingerstreichungen können auch mit beschwerter Hand und mit Vibrationen ausgeführt werden (Foto 152).

152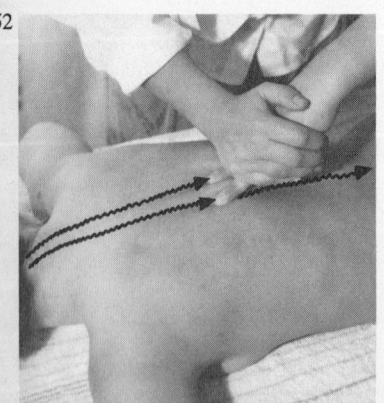

- ○ Handstreichungen mit abgespreizten Daumen über den Bereich des Schulterblatts zur Schulterhöhe. Der Daumen streicht entlang der Wirbelsäule hoch und schließt am Trapeziusrand zu den Fingern oder die Finger streichen entlang der Wirbelsäule und schließen am Trapeziusrand zum Daumen. Die Streichungen können wechselseitig oder auf beiden Seiten gleichzeitig ausgeführt werden.
- ○ Friktionen im Bereich von Hinterhauptsrand und Nacken (Foto 153 u. 154).

153
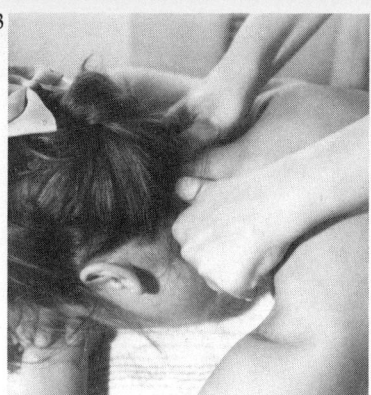

154
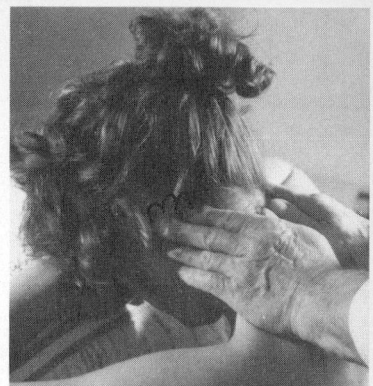

○ Friktionen im Bereich der Trapeziusränder. Entweder als Friktionen mit den Daumen, bei denen die Finger gegenhalten, oder als Friktionen mit den Fingern einer Hand, bei denen die andere Hand gegenhält (Foto 155).

○ Akupressur und/oder gezielte Daumen- oder Fingerstreichungen der beiden Schmerzpunkte «Quell der Schulter» (Foto 156; vgl. auch Foto 54, S. 69).

○ Gezielte Streichungen und Akupressur im Bereich des Schmerzpunktes der Schulterblattmitte.[8] Diese Streichungen sollten wiederholt zwischengeschaltet werden.

○ «Anhakstriche» (kurze Kratzbewegungen) im Nacken von der Wirbelsäule nach außen und im Bereich der Trapezius- und Schulterblattränder.

155
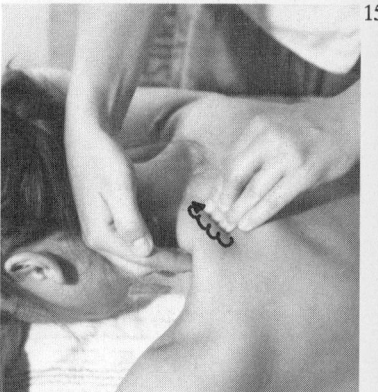

156
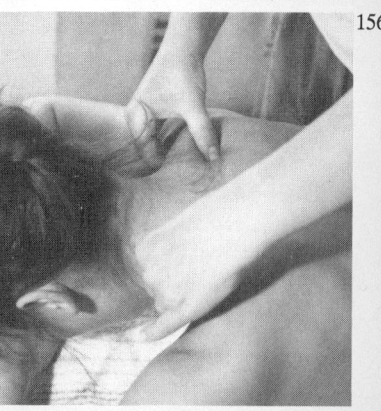

8 Dieser Schmerzpunkt («Himmlischer Vorfahr») liegt in einer leichten Vertiefung in der Mitte des Schulterblatts; er wird besonders bei Schulterschmerzen und steifem Hals akupressiert (vgl. IRWIN 1983, 81 u. SCHWOPE 1984, 198).

157

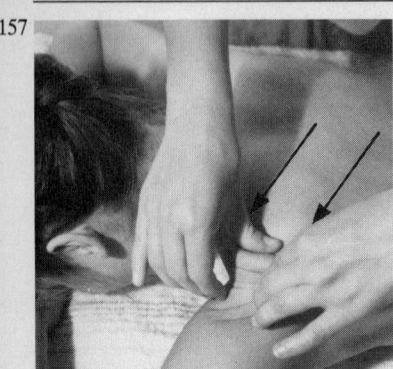

- o «Fortlaufende» Hautfalte vor den Daumen durch Vorwärtskrabbeln der Finger (Foto 157). In verschiedenen Nacken- und Rückenbereichen wiederholen.
- o Intermittierende Drückungen (Karnickelgriff) im Nacken (Foto 158) und an den oberen Trapeziusrändern (Foto 159). Die Hände pressen die Muskulatur gewissermaßen aus.
- o Streichungen wie oben beschrieben.

158

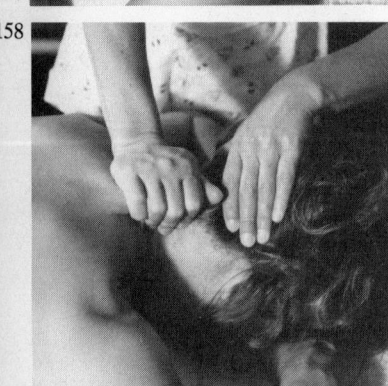

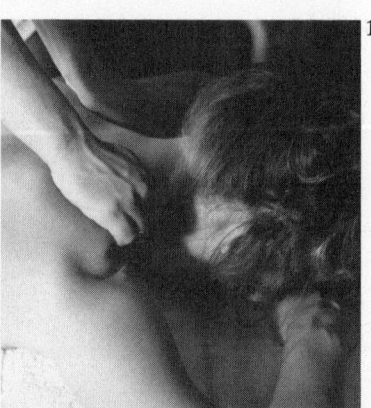

159

Auch wenn die Nacken- und Schultermassage am liegenden Patienten ausgeführt wurde, sollte eine kurze Behandlung im Sitzen folgen.

- o Streichungen vom Hinterhaupt in einem Halbkreis nach außen über den Nacken und Trapeziusrand zur Schulterhöhe (evtl. auch über den Deltamuskel) und von dort in einem Halbkreis nach innen über das Schulterblatt. Diese Streichungen können wechselseitig und/oder beidseitig (parallel) ausgeführt werden (Foto 160).
- o Weiche Knetungen der Trapeziusränder (Foto 161).
- o Kräftige Streichungen, evtl. Knöchelstreichungen, über Nacken und oberen Trapeziusrand (Foto 162).
- o Vibrationen im Nacken- und Schulterbereich, evtl. mit einem Vibrator (vgl. Foto 31, S. 53).

160

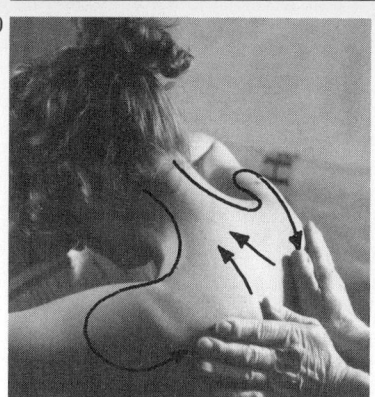

161

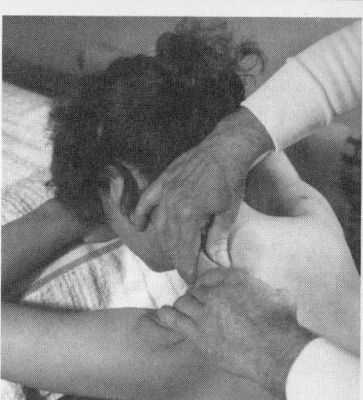

162

Bewegungsübungen
- ○ Vorsichtig passives und aktives Seitdrehen des Kopfes (über die Schulter schauen; auch gegen Widerstand).
- ○ Kopfneigen vorwärts und rückwärts; rückwärts gegen Widerstand.
- ○ Kopfneigen seitwärts (Ohr zur Schulter).
- ○ «Schulterprobe» (Unterarm waagerecht vor der Brust, Rückdrükken der Ellbogen und anschließend Rückstrecken der Arme; in der Endposition verhalten und nachdrücken).

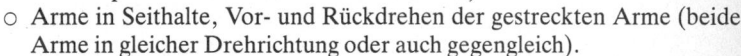

- ○ Arme in Seithalte, Vor- und Rückdrehen der gestreckten Arme (beide Arme in gleicher Drehrichtung oder auch gegengleich).
- ○ Die Hände fassen die Ellbogen, die so verschränkten Arme sind in Schulterhöhe gehoben; Drehen der Arme nach links und rechts bei gleichzeitigem Kopfdrehen zur Gegenseite.
- ○ Hände im Nacken verschränkt, aufrechte Kopfhaltung; Ellbogen nach rückwärts drücken.
- ○ Vorsichtig passive Dehnübungen des Schultergürtels. «Ausschultern» mit einem (Gymnastik-)Stab (oder Seil; Arme dabei gestreckt halten und möglichst eng fassen).
- ○ Gymnastikstab mit beiden Händen gefaßt in Hochhalte; den Stab gegen den Widerstand des Partners nach unten in den Nacken ziehen.

Rückenmassage

In eine Großmassage des Rückens werden auch Nacken und Schulter einbezogen. Wir arbeiten im wesentlichen auf der entfernteren Rückenseite
und wie bei der Selbstmassage vom Becken ausgehend nach oben.
Hinweis: Um den Bereich des Kreuzbeins und des Beckenkamms gut bear-
beiten zu können, ist es angeraten, daß die Hose (Unterhose, Schlüpfer)
wenigstens bis zur Analfalte nach unten geschoben wird. Dadurch wird
gleichzeitig auch verhindert, daß diese Kleidung durch Massageöl ver-
schmiert wird.
Lagerung: Bauchlage, Rolle unter den Fußristen, bei starkem Hohlkreuz
eine weitere Rolle unter dem Bauch. Die Arme liegen seitlich neben dem
Körper oder hängen (an der Bank) seitlich herunter. So werden die Muskeln, die vom Rücken auf den Arm «übergreifen», entspannt.

○ Streichungen mit abgespreiztem Daumen vom Becken aus über den ganzen Rücken, mit beiden Händen gleichzeitig (Foto 163) und/oder im
   Wechsel links und rechts (Foto 164). Die Daumen streichen neben der

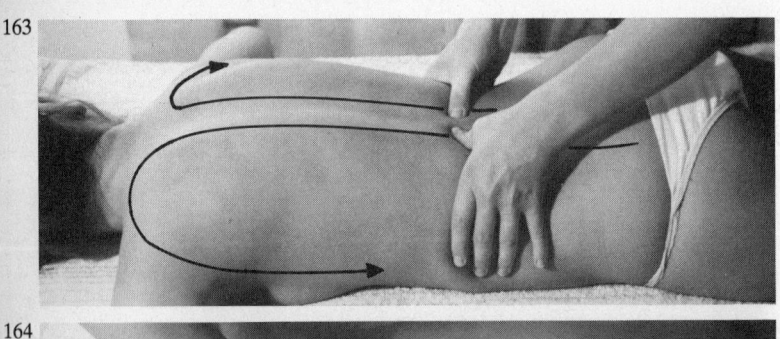

163

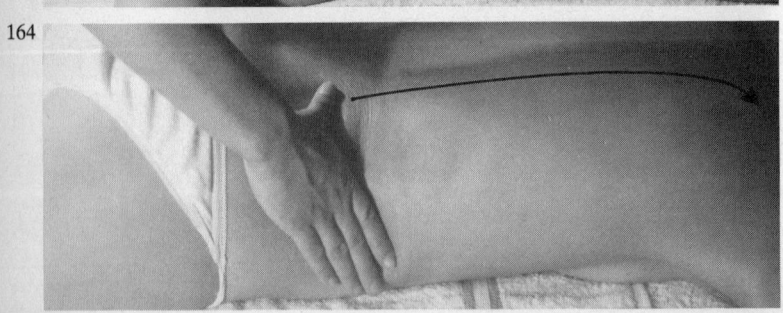

164

Wirbelsäule aufwärts, schließen am oberen Trapeziusrand zu den Fingern, und die Hände gleiten an den Flanken zurück.

○ Streichungen mit beiden Händen in zwei Kreisen über Schulterblatt und Rippen, dann werden die Daumen abgespreizt und streichen entlang der unteren Rippen nach außen, anschließend ziehen die Handkanten am Beckenkamm wieder nach innen.

○ Kräftige Streichungen links und rechts neben der Wirbelsäule. Diese Streichungen können als gezielte Daumen- und/oder Fingerstreichungen, als Streichungen mit den Handballen, mit beschwerter Hand (Foto 165) und als Knöchelstreichungen ausgeführt (Foto 166) und auch entsprechend variiert bzw. kombiniert werden.

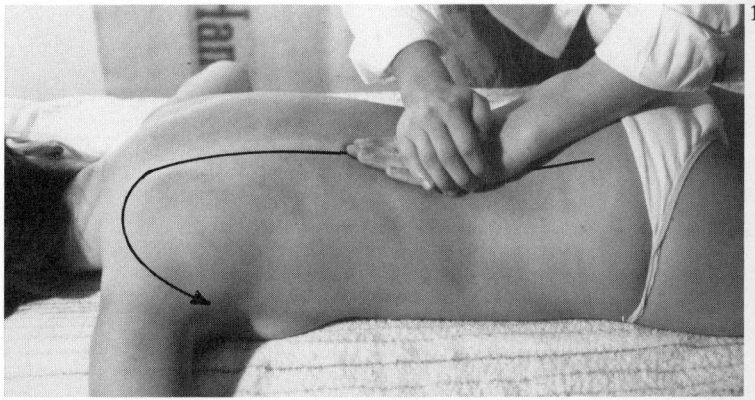

165

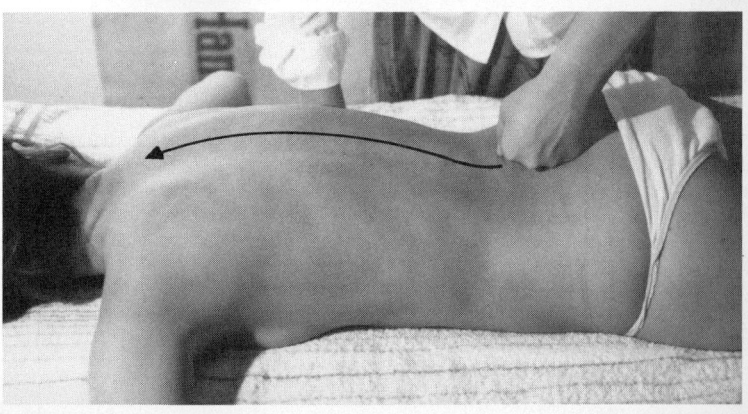

166

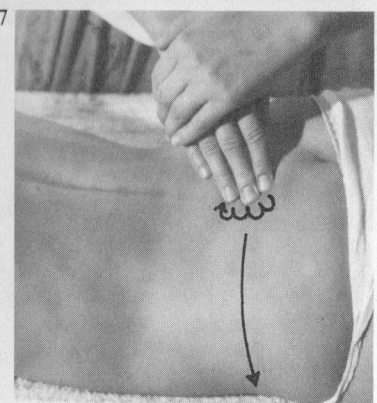

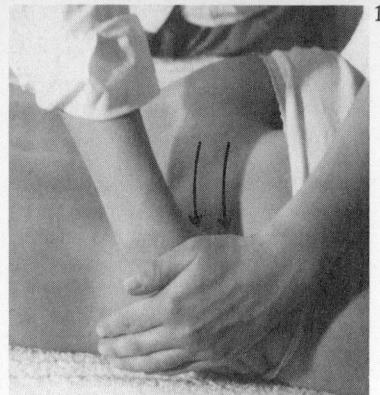

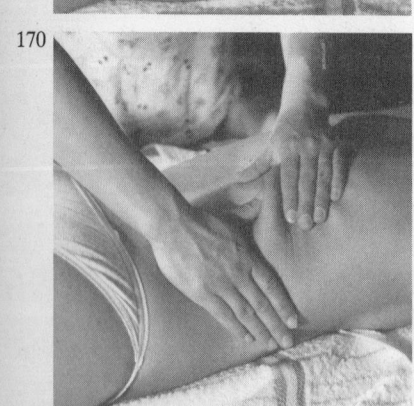

○ Friktionen neben der Wirbelsäule
mit anschließenden Streichungen
nach außen (Foto 167 u. 168). Wir
beginnen im Bereich von Kreuzbein und Beckenkamm und wandern dann langsam aufwärts.

○ Knetungen des Rückenstreckers
im Lendenbereich (Foto 169) sowie flächige Knetungen des breiten Rückenmuskels (Foto 170),
des Trapezius und der Flanken
(Foto 171).

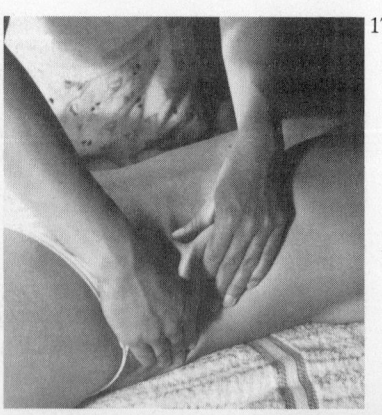

172 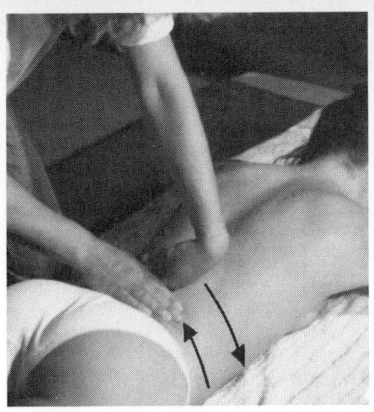 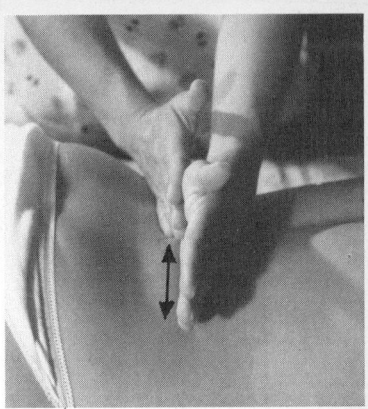 173

- Friktionen mit beschwerter Hand in den vorgenannten Bereichen.
- «Querbügeln» des gesamten Rückens. Die jeweils anliegende Hand massiert mit Plättgriff, während die gegenüberliegende Hand mit der Handfläche massiert. Beide Hände gleiten aneinander vorbei und werden auf der jeweils anderen Körperseite «umgeklappt» (Foto 172).
- «Sägegriff» im Bereich des Kreuzbeins (Foto 173).
- Gezielte, kräftige Streichungen (Foto 174) und Friktionen (Foto 175) entlang der Wirbelsäule. Der Rückweg kann als ziehende Fingerstreichung und mit Vibrationen erfolgen (Foto 176; vgl. auch Foto 152, S. 108).

174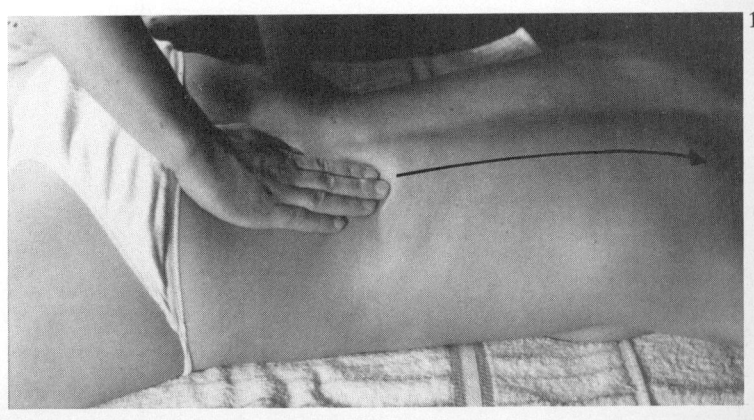

175

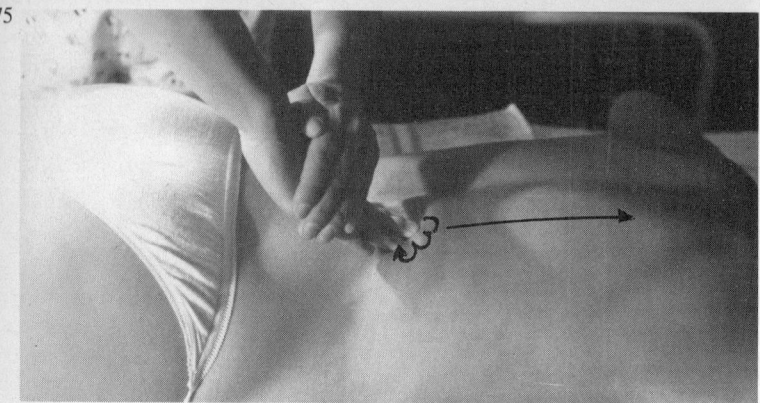

176

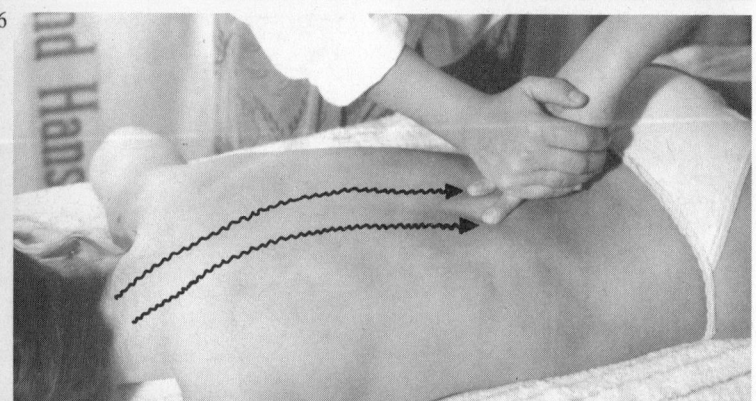

177

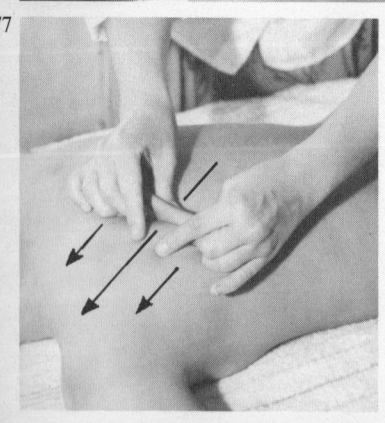

○ Flächige und fortlaufende Hautverschiebungen auf beiden Seiten
  der Wirbelsäule (Foto 177; vgl.
  auch Foto 13, S. 46 u. Foto 157,
  S. 110).
○ Schieben und «Zupfen» von
  Hautfalten (Foto 178 u. 179).
○ «Dehnstriche» entlang der Wirbelsäule.

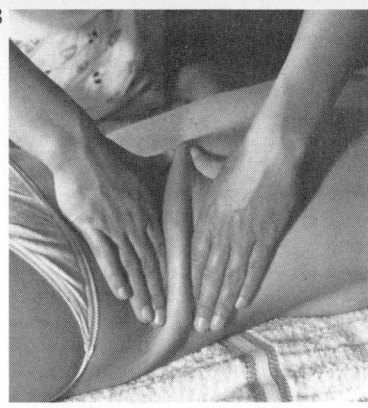

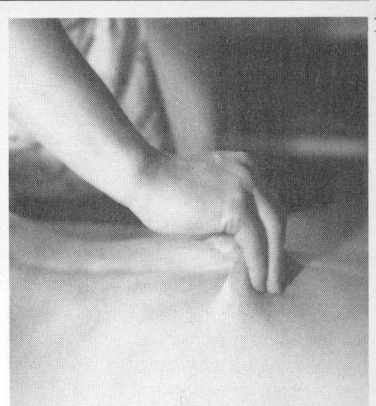

○ Anhakstriche am Kreuzbeinrand und am Beckenkamm (Foto 180).

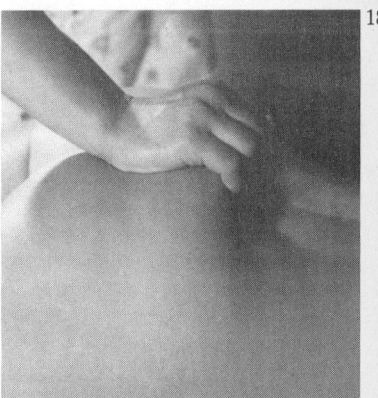

○ Hand-über-Hand-Streichungen bei gespreizten Fingern von den Flanken nach innen, insbesondere im Zwischen-Rippen-Bereich (Foto 181), auch mit Vibrationen oder Schüttelungen verbunden.

○ Kräftige Streichungen wie oben beschrieben. Die eine oder andere der genannten Streichungsformen sollte zusätzlich eingeschoben werden.

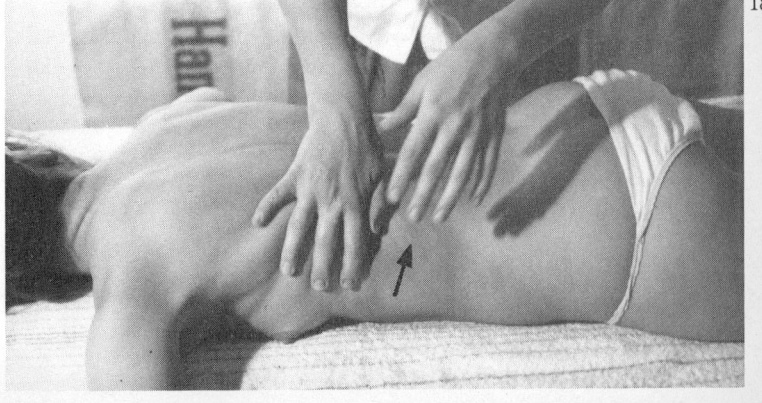

182

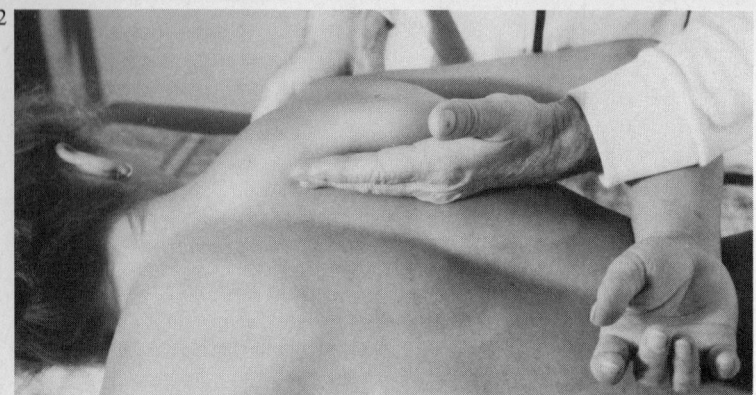

○ Streichungen unter den Schulterblättern. Der Arm des Patienten auf der zu massierenden Seite wird locker auf den Rücken gelegt und dann die Schulter vom Masseur angehoben. Dadurch hebt sich das Schulterblatt etwas ab wie bei «Flügelschultern», so daß die massierende Hand mit dem Daumen oder den Fingern unter das Schulterblatt gelangt und dort gezielt streichen kann (Foto 182).
○ Gezielte Streichungen und Akupressur im Bereich des Schmerzpunktes der Schulterblattmitte (vgl. S. 108).
○ Streichungen, Knetungen und Friktionen im Bereich des Nackens und des oberen Trapeziusrands (vgl. S. 107 ff, Massage von Nacken und Schulter). Mit diesen Massagegriffen können wir, gewissermaßen im «fliegenden Wechsel», zur anderen Körperseite wechseln, um dort denselben Massageablauf zu wiederholen.
○ Vom Kopfende her können wir noch kräftige Streichungen des Rückens (Foto 183) und zur Streckung der Wirbelsäule einschieben (Foto 184). Eine Hand schiebt dabei von der Brustwirbelsäule in Richtung Becken, während die andere Hand kopfwärts zieht; am Kreuzbein bzw. am Hinterhaupt wird dann die Spannung etwas gehalten.
○ Zum Abschluß der Rückenmassage wird noch einmal kräftig der gesamte Rücken gestrichen, evtl. mit «Blitzgriff» («Flammengriff») und «Plättgriff» (Foto 185 u. 186).

Nach einer kräftigen Rückenmassage ist eine kurze Einreibung mit Franzbranntwein sehr angenehm. Der Masseur wedelt nach dieser Einreibung mit einem Tuch oder klatscht den Patienten leicht ab (Vorsicht, keine Klatschungen im Nierenbereich!).

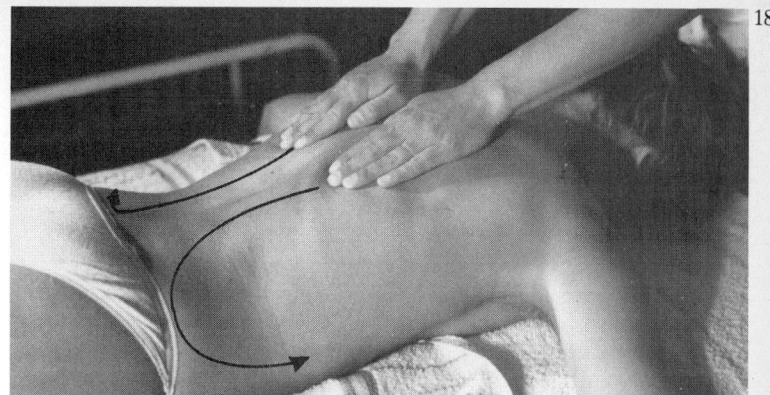

183

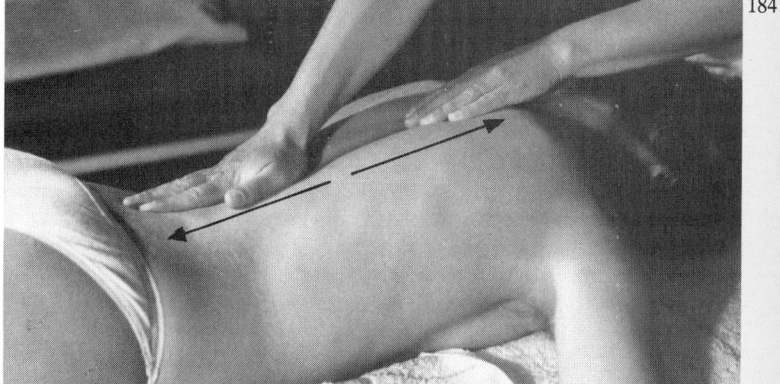

184

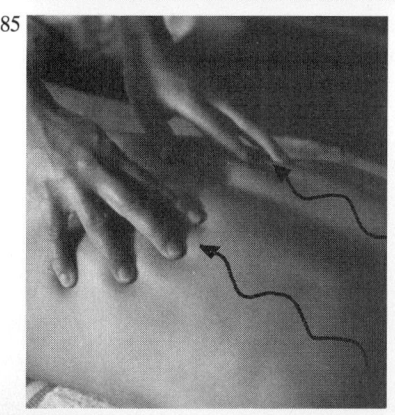

185

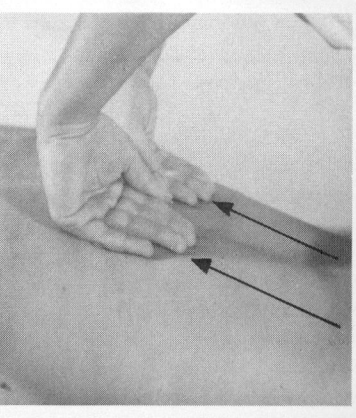

186

Bewegungsübungen

Die Ursache vieler Rückenbeschwerden ist in einer unzureichend entwik-
kelten oder verkümmerten Rückenmuskulatur begründet und evtl. zusätz-
lich durch ein nach vorn gekipptes Becken in Verbindung mit schwachen
Bauchmuskeln (Bauchmuskel-Übungen siehe S. 76 u. 77) und schwachen
Gesäßmuskeln. Unsere Bewegungsübungen zielen daher zunächst auf ein
Erfühlen und Bewußtmachen der Beckenhaltung:

- Im Fersensitz Aufrichten und Kippen des Beckens (vgl. S. 77).
- Kräftigung der Rückenmuskulatur durch Aufbäumen des Oberkörpers
  aus der Bauchlage; der Masseur fixiert die Beine. Die Übung kann verstärkt werden, wenn der Oberkörper von der Massagebank (einem Tisch
  usw.) herunterhängt und dann gehoben wird oder durch Mitheben eines
  Medizinballs.
- Aus der Bauchlage Anheben der Beine; auch hier sollten die Beine von
  der Bank herunterhängen. Der Masseur kann die Arme fixieren oder,
  wenn sich der Patient an der Bank (am Tisch) selbst mit den Händen
  hält, durch Druck auf das Becken ein Ausweichen ins Hohlkreuz mindern. (Wie bei den Übungen der Selbstmassage auch hier in der Endstel-
  lung etwa acht bis zehn Sekunden halten.)
- Seitbeuge-Übungen; Füße fest am Boden, nicht nach vorn ausweichen.
- Streckübungen für die Wirbelsäule durch Hangübungen (an der Spros-
  senwand) und durch Spannbeuge-Übungen .
- «Achterkreisen» mit einem Medizinball bei Grätschstellung der Partner
  mit den Rücken zueinander. Zusätzlich verweisen wir hier auf die Übungen für den Nacken- und Schulterbereich (vgl. S. 111).

Gesäßmassage

Wir haben schon darauf hingewiesen, daß die Gesäßmassage mit der Oberschenkelmassage (vgl. S. 86–89) gekoppelt werden kann mit der Möglichkeit zu gezielten Streichungen der «ischiocruralen Zone» («Ischias-
Straße»); diese muß natürlich entzündungsfrei sein! Eine weitere Koppe-
lungsmöglichkeit ist mit der Rückenmassage gegeben.
Ist eine Massage der Gesäßmuskulatur überhaupt erforderlich?
Durch unsere sitzende Lebensweise ist die Gesäßmuskulatur oft schlaff und
gedehnt, so z. B. beim Hohlrücken und Hohlrundrücken (vgl. Schwope
1981, 68–71) in Verbindung mit gleichzeitig schwacher und gedehnter
Bauchmuskulatur. Die Muskeln sind so schwach, daß sie das Becken nicht
in seiner normalen Aufrichtung halten. Stöckelabsätze fördern die Fehlhal-
tung; sie übertragen die geänderte Haltung des Fußes auf das Becken und
die ganze Wirbelsäule. Bei anderen Haltungsschwächen, (Total-)Rundrük-
ken und Flachrücken ist die Gesäßmuskulatur dagegen verkürzt (vgl.
Schwope 1981, 65 u. 71). Durch Fallen auf den «Po» und durch spezifische
Belastungen (längeres Radfahren, Reiten und Rudern) können die Gesäßmuskeln stark strapaziert werden und auch blaue Flecke und Blutergüsse
aufweisen. Manchmal werden Verspannungen und Schmerzen im Bereich
des unteren Rückens und des Gesäßes auch auf unterdrückte oder ver-
drängte Sexualität und Wutinstinkte (Treten und Stampfen) zurückgeführt,
deren Hauptantrieb «aus den Hüften» kommt (vgl. Lidell u. a. 1985, 94).

Lagerung: Bauchlage, wie bei der Rückenmassage (vgl. S. 112).

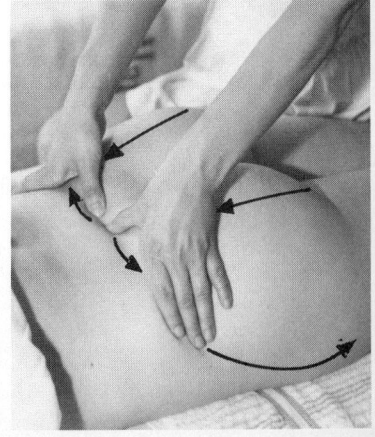

187

○ Streichungen beider Gesäßhälften gleichzeitig. Die Hände beginnen mit abgespreizten Daumen an der Gesäßfalte zum Oberschenkel (die Finger zeigen nach
außen) und streichen von dort
über die «Glutaeus-Pakete» nach
oben. Über dem Kreuzbein drehen die Daumen zu den Fingern
hin und streichen entlang der
Beckenkämme nach außen. Dabei verhindert ein Gegendruck
der Finger, daß die Analfalte aus-
einandergezogen wird. Die
Hände ziehen dann seitlich wieder nach unten in die Ausgangsposition (Foto 187).

188

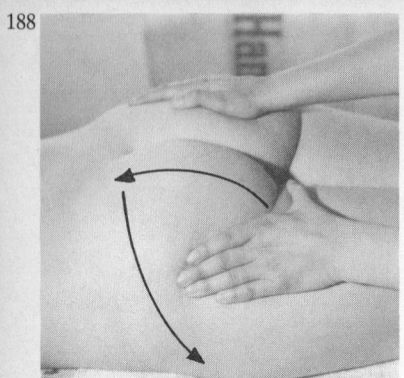

○ Streichungen der entfernteren Gesäßhälfte (linke Gesäßhälfte mit der linken und rechte Gesäßhälfte mit der rechten Hand). Die jeweils massierende Hand beginnt mit abgespreiztem Daumen an der Gesäßfalte zum Oberschenkel und streicht von dort wie oben beschrieben. Die andere Hand des Masseurs liegt mit leichtem Druck auf der anderen Gesäßhälfte auf. Dies trägt zur Entspannung des Patienten bei und verhindert gleichzeitig beim Zug des Daumens nach außen ein Einreißen der Analfalte (Foto 188).

○ Gezielte Streichungen entlang des Beckenkamms (vgl. Foto 168, S. 114).

189

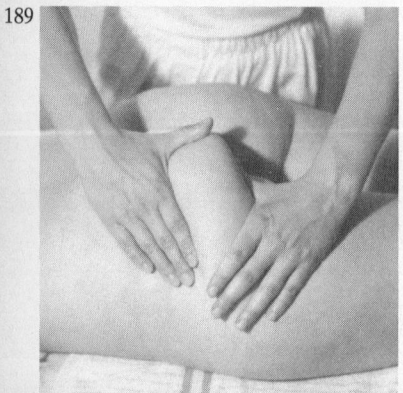

○ Knetungen der Gesäßhälfte; zunächst leichte, dann kräftige Zweihandknetungen (Foto 189).

○ Friktionen mit beschwerter Hand (Foto 190) und/oder mit der Faust.

○ Gezielte, tiefgehende Friktionen mit steilgestellten Fingern (Foto 191).

190

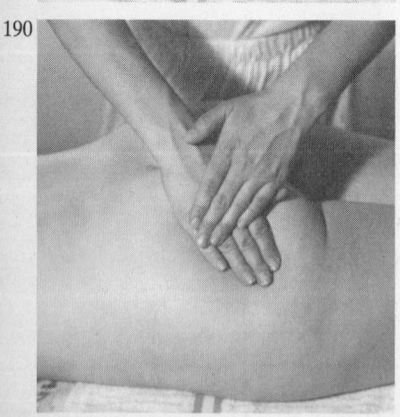

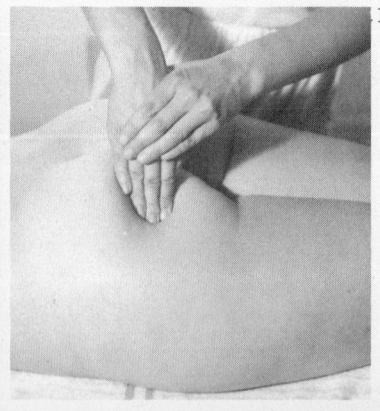

191

○ Friktionen (vgl. Foto 167, S. 114) und Anhakstriche (vgl. Foto 180, S. 117) im Bereich des Kreuzbeins und des Beckenkamms.

○ Friktionen im Bereich des großen Rollhügels und des Sitzbeins.

○ Hand-über-Hand-Streichungen (Finger gespreizt); die Hände ziehen im Wechsel an der abgelegenen Außenseite hoch (Foto 192).

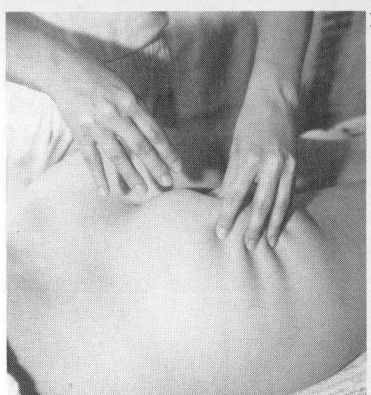

192

○ Evtl. Klatschungen und/oder Hackungen der Gesäßmuskulatur (vgl. Fotos 120 und 121, S. 97).

○ Gezielte, dosierte Streichungen der «Ischias-Straße» (Foto 193) von der Kniekehle über die Mitte von Oberschenkel und Glutaeus zum unteren Lendenbereich.

○ Streichungen beider Gesäßhälften wie oben beschrieben und Wechsel zur anderen Seite.

○ Lockernde Schüttelungen der Gesäßmuskeln; beide Hände liegen locker auf und «schaukeln» hin und her bzw. auf und ab.

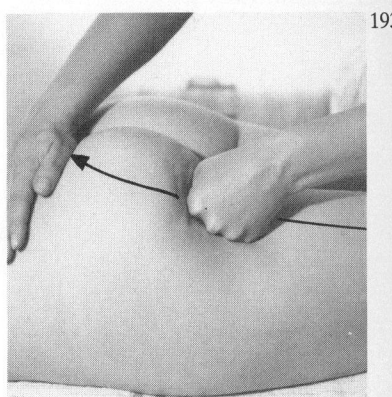

193

Bewegungsübungen

Bei den Bewegungsübungen der Beine und des Rückens wurden teilweise die Gesäßmuskeln schon einbezogen.

○ Wir wiederholen zunächst das Aufrichten und Kippen des Beckens im Fersensitz. Aus dem Fersensitz Aufrichten in den Kniestand (die Hände können am Gesäß die Spannung kontrollieren); dieses Aufrichten auch gegen den Widerstand des Partners (Druck auf die Schultern).

○ Im Kniestand mit leicht geöffneten Knien Beckenkreisen.

○ «Bodenwelle»: Kniesitz, Hände vorgestreckt auf dem Boden; Vorschieben der Brust dicht über den Boden bis vor die Hände, Strecken der Arme, Heben des Rumpfes in die Bank, Rücksenken des Beckens und die nächste Bodenwelle anschließen; die Bodenwelle auch in Gegenrichtung üben.

○ «Schulterbrücke»: Rückenlage, Knie gebeugt und Fußsohlen auf dem Boden; Heben und Senken des Beckens; bei angehobenem Becken unter dem Gesäß in die Hände klatschen.

○ Beckenkreisen in der «Schulterbrücke».

○ Rückenlage, Arme in Seithalte auf dem Boden: Gesäß und Rücken heben, daß der Körper nur mit Schultern und Fersen aufliegt.

○ Aus dem Sitz mit aufgestützten Händen Heben in den Liegestütz rücklings: Wippen und Kreisen des Beckens.

○ Dehnübungen (Foto 194 und 195). Die Dehnhaltungen sollen über etwa 8 bis 10 Sekunden gehalten werden.

Fotos: K.-P. Knebel

194

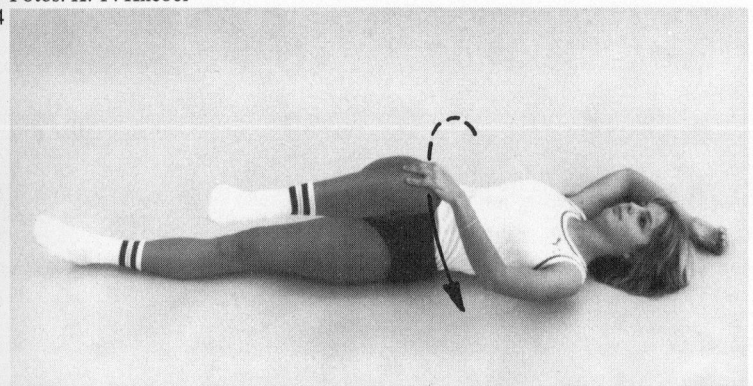

195

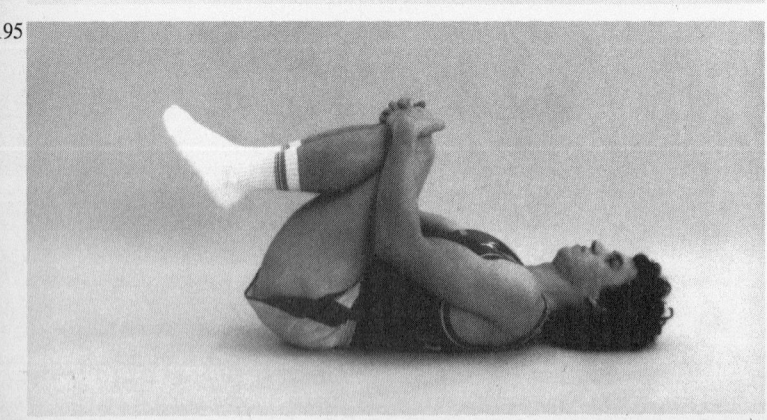

Brustmassage

Bei der Brustmassage (Thoraxmassage) müssen wir wieder zwischen einer Massage der männlichen bzw. weiblichen Brust unterscheiden (vgl. S. 72, Selbstmassage der Brust).

Lagerung: Rückenlage, möglichst mit etwas erhöhtem Oberkörper; Rolle unter den Kniekehlen. Durch die leichte Erhöhung des Oberkörpers wird der Zug der Bauchmuskeln am Brustkorb verringert und damit auch die Brustmuskulatur entspannt. Wichtig ist die Lagerung der Arme; sie liegen seitlich neben dem Rumpf. Ein Anheben der Arme, z. B. das Legen der Hände unter den Kopf, führt wieder zur Straffung des großen Brustmuskels.

Massage der männlichen Brust

Bei den einleitenden Streichungen wird der ganze vordere Thorax behandelt, anschließend die jeweils gegenüberliegende Seite.

○ Einleitende Handstreichungen mit beiden Händen und abgespreizten Daumen vom unteren Rippenbogen bis zur Schulterhöhe (Foto 196; vgl. auch Foto 197 u. 198). Die Hände gleiten dann an den Flanken zurück. Wenn die einleitenden Streichungen mit einer Hand ausgeführt werden, sind beide Seiten im Wechsel zu streichen. Auf der anliegenden Seite streichen dann die Finger entlang des Brustbeins.

196

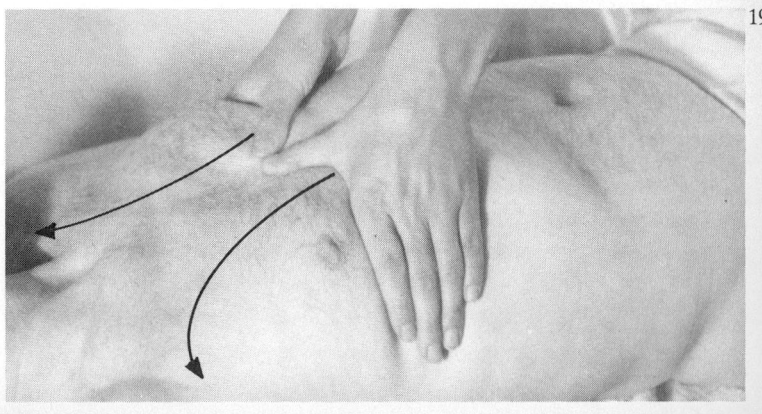

○ Streichungen der gegenüberliegenden Seite mit einer Hand, vom Rippenbogen bis zur Schulterhöhe (Foto 197 u. 198).

○ Flächige Knetungen des großen Brustmuskels (Foto 199) sowie Knetungen des Ansatzteils.

○ Knetungen des vorderen Sägemuskels (vgl. Foto 212, S. 131).

○ Streichungen mit beschwerter Hand über das Brustbein (Foto 208, S. 130) und entlang der Schlüsselbeingrube (unterhalb des Schlüsselbeins).

○ Dehnstriche mit beiden Daumen entlang des Brustbeins (Foto 200) und anschließende Streichung entlang der Schlüsselbeingrube.

○ Friktionen des großen Brustmuskels mit beschwerter Hand.

○ Friktionen entlang des Brustbeins (vgl. Foto 210, S. 131) und der Schlüsselbeingrube.

197

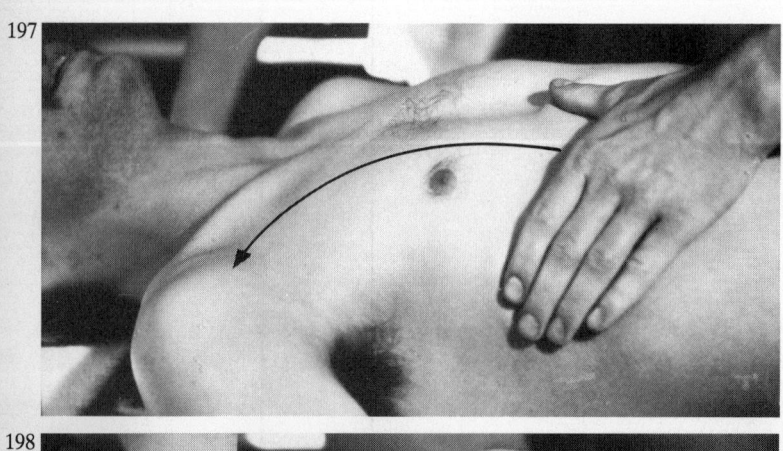

198

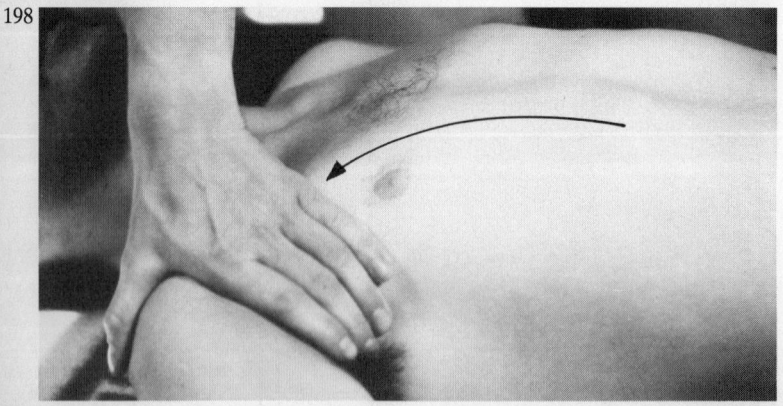

199

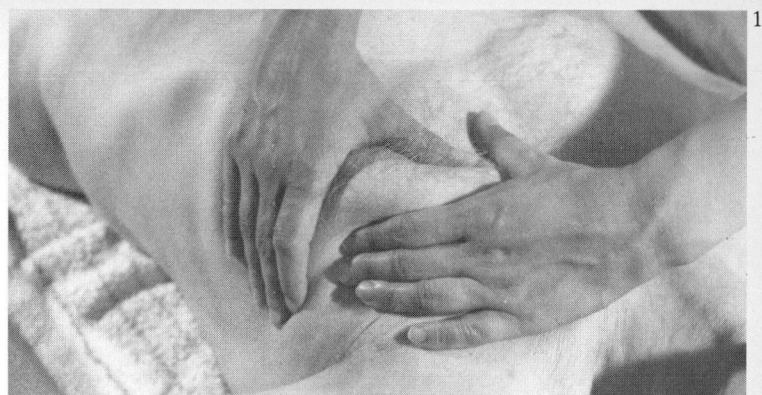

200

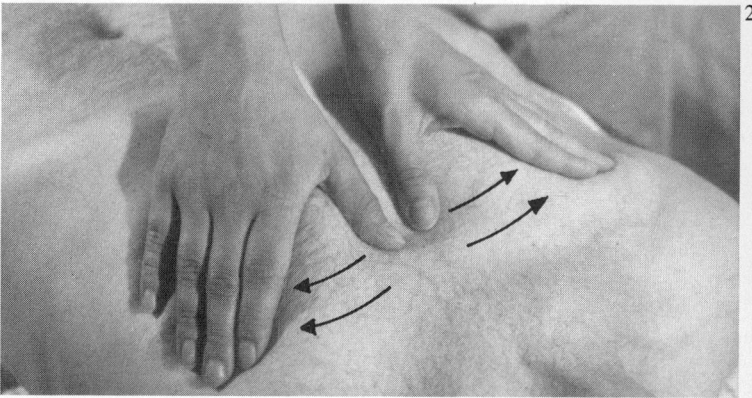

○ Kräftige Hand-über-Hand-Streichungen der Zwischenrippenräume von der Seite nach innen mit gespreizten Fingern, damit diese auch in die Rippen-Zwischenräume rutschen (vgl. Foto 211, S. 131). Diese Streichungen auch mit Vibrationen koppeln.

○ Querbügeln des gesamten Thorax.

○ Streichungen mit beiden Händen in zwei Kreisen über den gesamten Thorax. Die Hände beginnen über den Schlüsselbeinen, die Finger zeigen nach außen. Am Ende des zweiten Kreises streichen die Daumen gezielt entlang der Rippenbogen (vgl. Foto 203, S. 129). An den Flanken streichen dann die Hände wieder hoch in die «Ausgangsposition».

Hinweis: Diese Streichungen können auch als einleitende Streichungen und in Verbindung mit der Bauchmassage durchgeführt werden. Dann ziehen nach dem Ausstreichen des Rippenbogens mit den Daumen die Handkanten oder Finger am Beckenkamm wieder nach innen (vgl. Foto 204). Durch «Hochbügeln» gelangen die Hände wieder zur Ausgangsposition.

○ Während des Hochstreichens wechselt der Masseur um das Kopfende der Bank zur anderen Seite. Vom Kopfende her können auch einige bauchwärts gerichtete Streichungen des Thorax erfolgen (vgl. Fotos S. 133).

Bewegungsübungen folgen dem nächsten Abschnitt (vgl. S. 132).

Massage der weiblichen Brust

Wir verweisen hier auf die Vorbemerkungen zur Selbstmassage der Brust (vgl. S. 72).

Der Masseur muß während der Massage der weiblichen Brust sorgsam beachten, daß er die Brustwarze nicht berührt! Nach den einleitenden Streichungen beider Seiten wird wieder die gegenüberliegende Seite massiert.

○ Streichungen mit beiden Händen. Die Hände liegen über den Schlüsselbeinen flach auf; die Finger zeigen nach außen und liegen auf der Schulterhöhe. Nun ziehen die Hände nach innen, bis sie sich berühren. Dann drehen die Handballen nach außen und streichen um die Brüste herum, bis sie sich wieder berühren (Foto 201 u. 202). Jetzt werden die Daumen abgespreizt und streichen entlang der Rippenbogen (Foto 203). An den Seiten streichen dann die Hände wieder hoch in die Ausgangsposition.

201
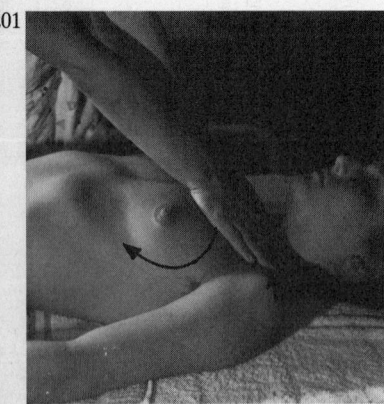

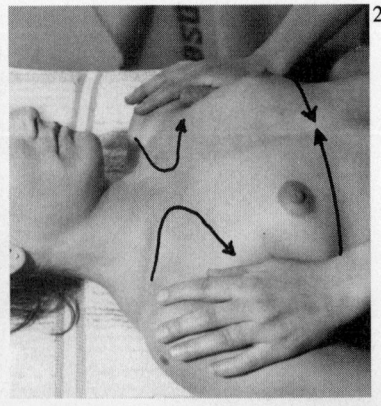
202

Hinweis: Wie schon bei der Massage der männlichen Brust können nach dem Ausstreichen der Rippenbogen mit den Daumen (Foto 203) die Handkanten oder Finger am Bekkenkamm wieder nach innen ziehen (Kombination Brust-Bauch-Massage; Foto 204).

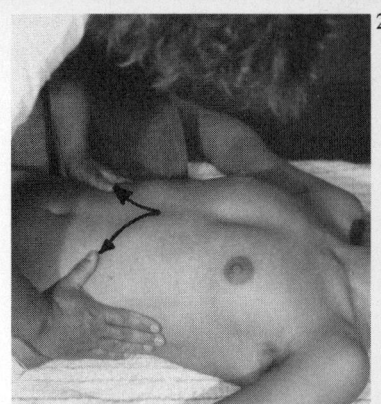

203

Beim anschließenden «Hochbügeln» müssen die Hände übereinander gleiten (Foto 205), damit die Brüste nicht nach außen gedrückt werden. Oberhalb des Busens gehen die Hände wieder auseinander und streichen nach außen.

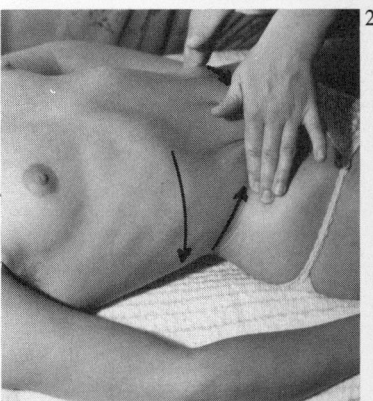

204

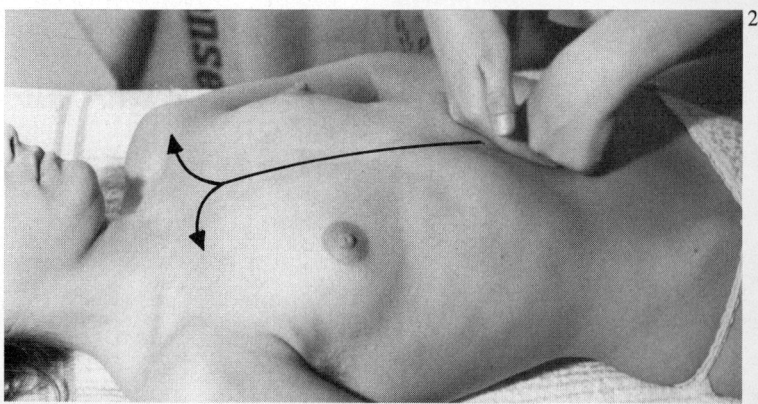

205

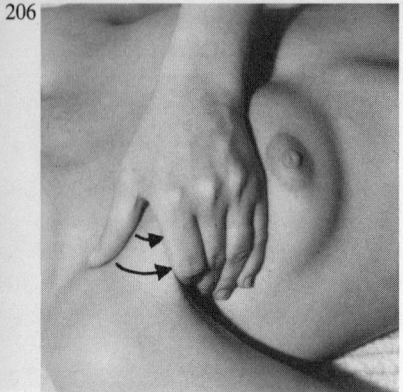

○ Daumenstreichungen des oberen Teils des großen Brustmuskels. Mit dem Handrücken wird der Busen leicht nach unten geschoben, daß die Finger der massierenden Hand (auf der linken Körperseite die rechte Hand und auf der rechten Körperseite die linke Hand) in der Achselhöhle unter den Brustmuskel greifen können. Der Daumen der gleichen Hand streicht dann den Muskelansatz aus (Foto 206).

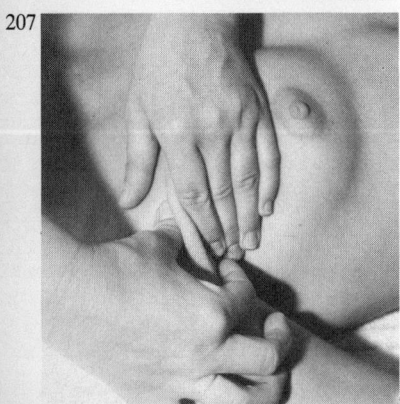

○ Knetungen des oberen Teils des großen Brustmuskels. Die erste Hand greift wie eben beschrieben und knetet in dieser Position verharrend gegen die andere Hand (Foto 207).

○ Friktionen des Ansatzteils des großen Brustmuskels. Die erste Hand bleibt in Position, die zweite Hand führt die Friktionen aus.

○ Gezielte Streichungen im Dekolleté-Bereich von innen nach außen.

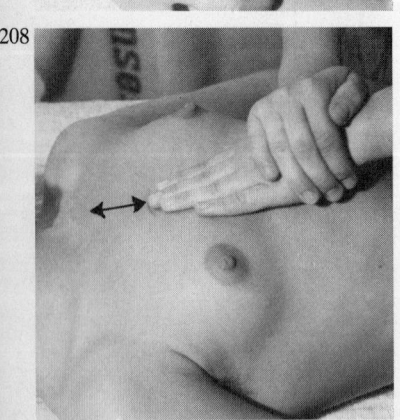

○ Ziehende und schiebende Streichungen mit beschwerter Hand über das Brustbein (Foto 208).

209 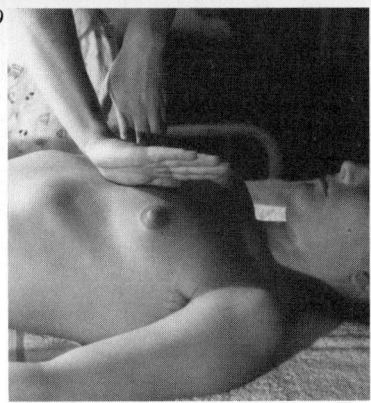 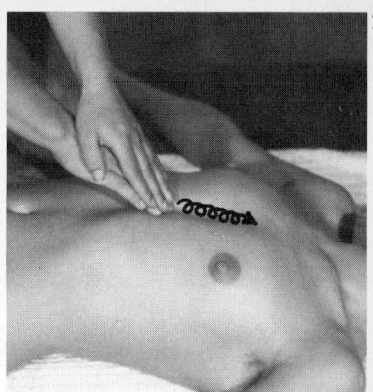 210

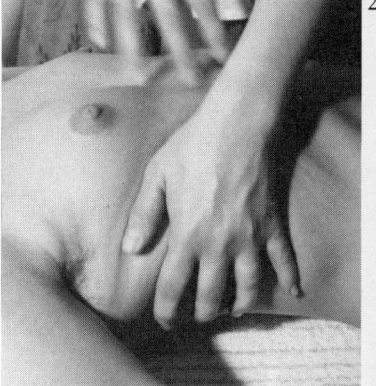 211

○ Dehnstriche entlang des Brustbeins und anschließende Streichungen entlang der Schlüsselbeine. Die Dehnstriche werden hier etwas anders ausgeführt, um eine Berührung der Brustwarzen auszuschließen. Die entferntere Hand wird (in Pronationshaltung) hochkant gestellt und schiebt mit dem flach aufliegenden Daumen. Die nähere Hand zieht mit den Fingerkuppen der steil gestellten Hand (Foto 209).

○ Friktionen im Bereich des Brustbeins (Foto 210) und der Schlüsselbeingrube.

○ Kräftige, ziehende Streichungen der Zwischenrippenräume von der Seite nach innen (unterhalb des Busens) mit gespreizten Fingern, damit diese in die Rippen-Zwischenräume gelangen. Diese Streichungen auch mit Vibrationen koppeln (Foto 211).

○ Friktionen der Zwischenrippenräume.

○ Knetungen des vorderen Sägemuskels (Foto 212). Hier muß

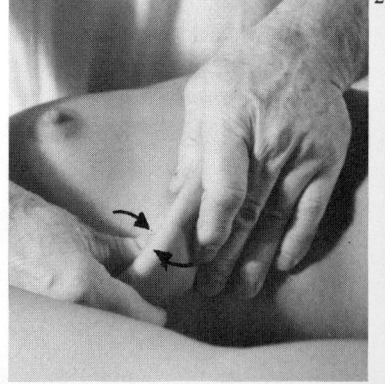 212

wieder beachtet werden, daß der Busenbereich ausgespart und die Brustwarze nicht berührt wird.

○ «Querbügeln» unterhalb der Brüste.
○ Evtl. können hier noch einige spezielle Streichungen der Brüste eingeschoben werden, als Anregung und Kräftigung wie auch als Kontroll-
   Streichungen zur Krebsvorsorge. Die Streichungen werden mit abgespreiztem Daumen von außen und von unten her ausgeführt. Daumen
   und Zeigefinger passen sich der Form des Busens an, schließen sich langsam und heben dann ab, ohne die Brustwarze zu berühren! Bei stärkeren
   Busen kann jeweils eine Hand leichten «Gegenhalt» bieten.
○ Streichungen mit beiden Händen wie oben beschrieben. Diese Streichungen sollten auch wiederholt zwischengeschoben werden.

Beim Wechsel zur anderen Seite können vom Kopfende aus Streichungen im Dekolleté-Bereich, evtl. in Verbindung mit einer Halsstreichung (Foto 213), und Streichungen über das Brustbein und die Rippenbogen ausgeführt werden (Foto 214 u. 215).

Bewegungsübungen
Bevor wir mit den eigentlichen Übungen beginnen, dehnen wir den Brust-
korb. Wir greifen vom Kopfende her in den Rücken, unter den Brustkorb und ziehen den Brustkorb hoch. Der Partner muß dabei entspannt bleiben, darf den Thorax also nicht aktiv heben (Foto 216).

○ «Schulterprobe» im Sitzen; der Partner kann durch sein Knie im Bereich
   der Schulterblätter ein Ausweichen verhindern und zusätzlich die Arme
   zur passiven Dehnung nach hinten ziehen.
○ In der «Rutschhalte» (Hände über Schulterbreite auseinander) Rumpf-
   wippen bis zum Berühren des Bodens mit der Brust; die Oberschenkel
   bleiben senkrecht. Der Partner kann diese Übung durch einfühlenden
   Druck auf die Schulterblätter unterstützen.
○ Liegestützübungen und beidhändige Wurfübungen (möglichst mit Medizinball) oder auch Expander- und Widerstandsübungen kräftigen die
   vorderen Sägemuskeln und die Brustmuskeln.

Bei allen Übungen ist die Atmung zu beachten; hier insbesondere eine aus-
geprägte Brustatmung. Durch Auflegen der Hände auf die Rippenbogen läßt sich die Brustatmung kontrollieren.

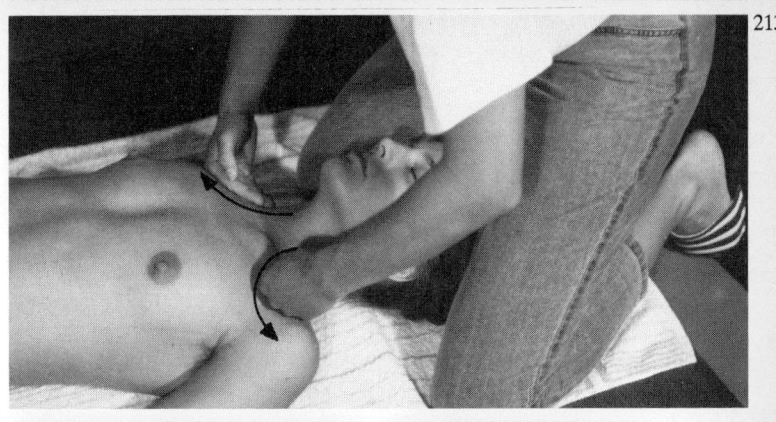

213

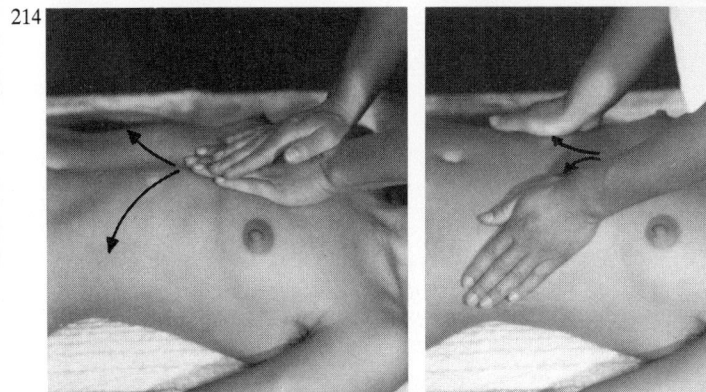

214

215

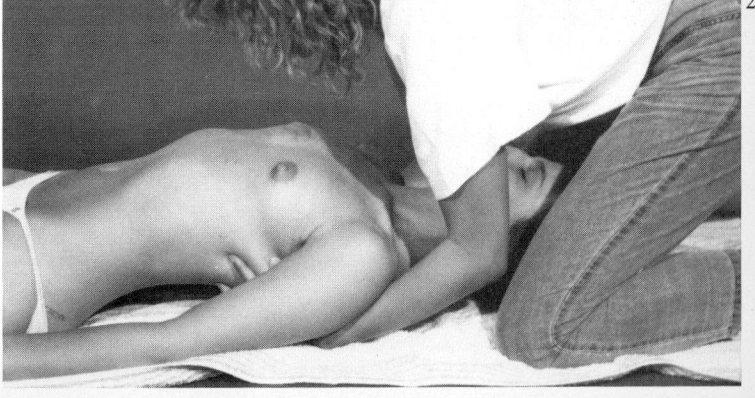

216

Bauchmassage

Wir haben bei der Brustmassage schon Streichungen gezeigt, die auf den Bauchbereich übergreifen. Damit ist auch klar, daß sich Brust- und Bauchmassage gut verbinden lassen.

Lagerung: Wie bei der Brustmassage; Rückenlage, Oberkörper möglichst etwas erhöht und Rolle unter den Kniekehlen.

Bei der Bauchmassage arbeitet der Masseur vorwiegend auf der rechten Seite des Patienten, weil dann auf der gegenüberliegenden Seite (der linken Seite des Patienten) der absteigende Ast des Dickdarms (Colon descendens) liegt und weil auf der Gegenseite leichter ein stärkerer Druck ausgeübt wird.

Hinweis: Zu beachten ist, daß gerade vor der Bauchmassage eine Harn- und Stuhlentleerung erfolgt, daß Bauchmassagen nicht unmittelbar nach Mahlzeiten und nicht während der Periode oder Schwangerschaft durchgeführt werden.

○ Kreisförmige Handstreichungen, im Uhrzeigersinn, über den gesamten Bauchbereich.

○ Spiralförmige Fingerstreichungen um den Nabel; Spirale einwärts und auswärts.

○ Gezielte Streichungen des Dickdarms mit dem Handballen und mit beschwerter Hand (Foto 217; vgl. auch Foto 67, S. 76):

217

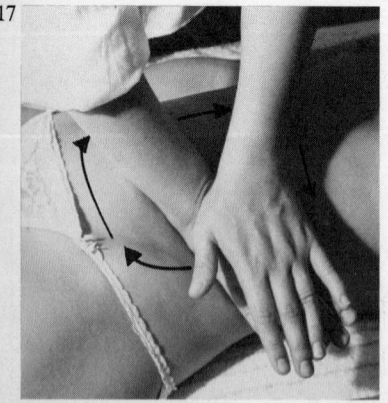

Auf der linken Seite (absteigender Ast; Colon descendens) nach unten ziehen, dann mit nur leichtem Druck über die Blase zur rechten Seite. Hier wieder mit Druck über den aufsteigenden Ast des Dickdarms (Colon ascendens) und anschließend wieder mit vorsichtigem Druck (wegen des Magens) über den querverlaufenden Ast (Colon transversum).

218 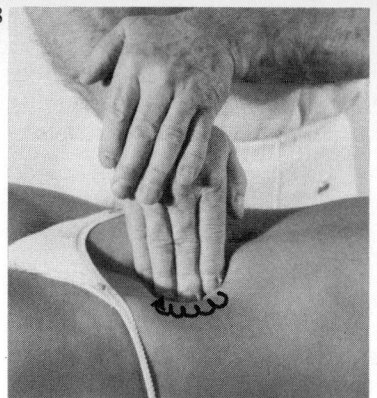 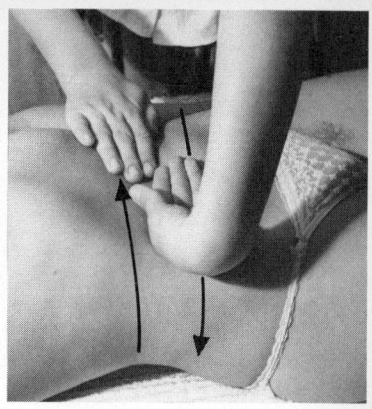 219

- ○ Vorsichtige Friktionen im Bereich des Dickdarms (Foto 218).
- ○ «Querbügeln» über den gesamten Bauchbereich (Foto 219).
- ○ Vorsichtige Dehnstriche entlang der Linea alba (Mittellinie des Bauchs; Nabel-Linie).
- ○ Anhakstriche am unteren Rippenrand und am Beckenkamm.
- ○ Gezielte Streichungen der Rippenbogen und des Beckenkamms (vgl. Fotos 203 u. 204, S. 129).
- ○ Leichte Knetungen des geraden Bauchmuskels.
- ○ Knetungen der seitlichen Bauchmuskelgruppe, hier insbesondere des äußeren schrägen Bauchmuskels. Diese Knetungen können mit den Knetungen des vorderen Sägemuskels verbunden werden (vgl. Foto 212, S. 131).
- ○ Kräftige, ziehende Hand-über-Hand-Streichungen von außen nach innen (vgl. Foto 211, S. 131).

(Die Knetungen und die Hand-über-Hand-Streichungen müssen auch auf und von der anderen Seite ausgeführt werden.)

- ○ Leichte Vibrationen (Erschütterungen; evtl. mit Vibrator), Fingerklopfungen und «Zupfen» von Hautfalten.
- ○ Rhythmische intermittierende Drückungen des Bauchs. Diese verändern, gewissermaßen als «künstliche» Zwerchfellatmung, in rhythmischer Folge den Bauchinnendruck, was sich positiv auf die Darmtätigkeit auswirkt und durch die Saug- und Pumpwirkung zu einer besseren Durchblutung der Organe des Bauchs führt. Gleichzeitig wird das Zwerchfell von einer Blockierung durch den Druck der Bauchorgane befreit; es kann der Funktion als Haupt-Atemmuskel wieder voll nachkommen.
- ○ «Querbügeln» über den gesamten Bauchbereich (vgl. Foto 219). Dies kann auch wiederholt zwischengeschaltet werden.

Bei kombinierter Brust- und Bauchmassage kann zum Abschluß wieder die oben genannte beidhändige Bruststreichung mit Daumenstreichung der Rippenbogen und Hochziehen am Beckenkamm erfolgen. Bei Männern ist auch ein «Flammengriff» («Blitzgriff») mit anschließendem «Plättgriff» über Brust und Bauch möglich (vgl. Foto 185 u. 186, S. 119).

Bewegungsübungen
Während wir bei der Brustmassage vorwiegend auf die Brustatmung geachtet haben, auf die Beweglichkeit und Dehnbarkeit des Brustkorbs, achten wir hier mehr auf die Bauchatmung (Zwerchfellatmung).

○ Wir legen die Hände auf den Bauch; dieser muß sich bei der Einatmung vorwölben und bei der Ausatmung senken. Das Zwerchfell ist unser Haupt-Atemmuskel, und die Bauchatmung ist ökonomischer als die Brustatmung. Bei den Atemübungen sollte man gewissermaßen in sich hineinhorchen, die Atmung bewußt wahrnehmen.

○ Neben der Atmung ist die Kräftigung der Bauchmuskeln sehr wichtig. Wir verweisen hier auf Hinweise und Übungen bei der Selbstmassage des Bauchs (vgl. S. 76 u. 77). Der Partner kann die Beine fixieren und die korrekte Ausführung der Übungen überwachen. Zu den Übungen des geraden Aufsitzens machen wir noch Übungen mit Drehungen des Oberkörpers (linker Arm oder Ellbogen zum rechten Knie und umgekehrt). Wichtig ist auch hier, daß die Beine stark angewinkelt oder die Unterschenkel hochgelagert sind, um den Lenden-Darmbeinmuskel auszuschalten (vgl. Foto 68, S. 77). Durch Halten der Hände im Nacken, durch Mitheben eines Gewichtes (Medizinball) oder durch Üben auf einer schiefen Ebene (Kopf tief), können die Anforderungen erhöht werden.

Gesichts- und Halsmassage

Freude und Wohlbehagen sowie Anspannung, Ärger und Stress spiegeln sich oft im Gesicht wider. Eine gute, besonders eine recht einfühlsame und liebevolle Gesichtsmassage kann viel zur Entspannung, Lockerung und Aufmunterung beitragen. Die Gesichts- und Halsmassage dient somit vorrangig der Durchblutung, der Entspannung bzw. Anregung und erst nachrangig auch der Kosmetik.

Lagerungsmöglichkeiten: Die Gesichts- und Halsmassage kann beim liegenden oder sitzenden Patienten durchgeführt werden. Beim liegenden Patienten steht oder sitzt der Masseur hinter dem Kopfende der Bank bzw. kniet hinter dem Kopf bei einer Massage ohne Bank.

Wir bevorzugen hier die Massage beim sitzenden Patienten. Der Masseur steht hinter dem Patienten; dieser lehnt seinen Kopf nach hinten gegen die Brust des Masseurs.

Günstig ist es, wenn vor der Gesichts- und Halsmassage eine kurze Nackenmassage durchgeführt wird (vgl. S. 107 ff).

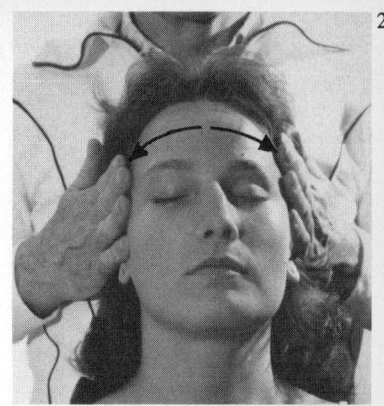
220

○ Streichungen der Stirn, von der Stirnmitte über die Schläfen zu den Ohren (Foto 220). Beim liegenden Patienten können diese Streichungen auch mit den Daumen durchgeführt werden (Foto 221).

○ Senkrechte Reibungen der Stirn von den Augenbrauen zum Haaransatz. Eine Hand deckt jeweils die Augen ab, um ein Abrutschen auf die Augen und damit Verletzungen auszuschalten (Foto 222).

○ Leichte Friktionen im Bereich der Stirn.

○ Finger-Klopfungen über die ganze Stirn (vgl. Foto 229, S. 139).

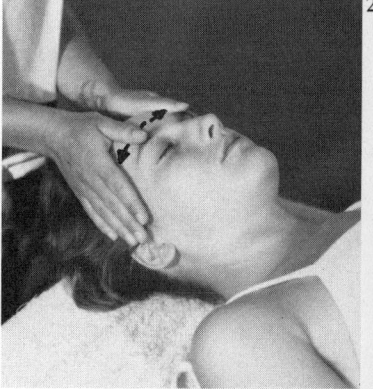
221

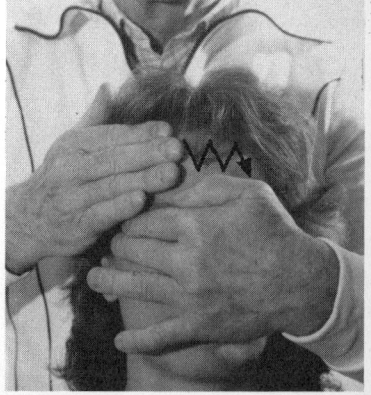
222

223 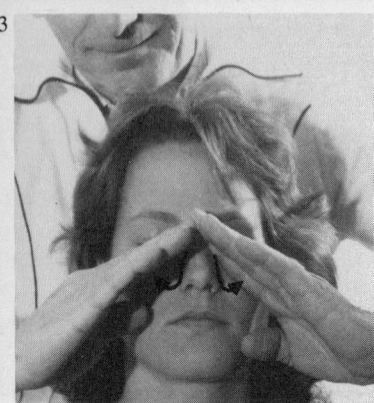 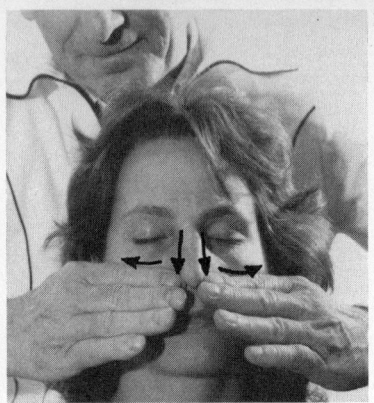 224

225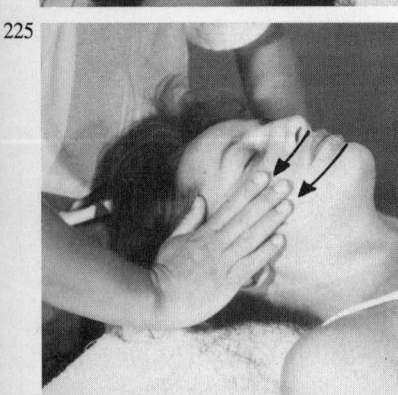

○ Streichungen von der Nasen-
wurzel zu den Nasenflügeln
(Foto 223) und dann weiter über
die Jochbeine zu den Ohren
(Foto 224).

○ Fingerfriktionen seitlich der
Nase.

○ Streichungen des Oberkiefers
(mit Zeige- und Mittelfinger) und
des Unterkiefers (mit Ring- und
Kleinfinger) über die Wangen
zum Ohr (Foto 225). Zeige- und
Mittelfinger beginnen zwischen
Oberlippe und Nase, Ring- und
Kleinfinger unter der Oberlippe.

226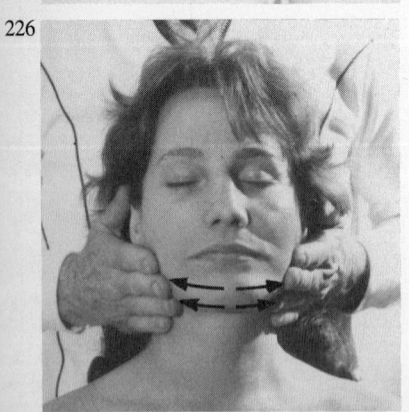

○ Streichungen vom Kinn über den
Unterkiefer zum Ohr (Foto 226).
Zeige- und Mittelfinger beginnen
auf dem Kinn, Ring- und Kleinfinger unter dem Kinn. Bitte
beachten, daß die Kleinfinger
nicht auf den Kehlkopf drücken!
Diese Streichungen können als
«ableitende Ausstreichungen»
der großen Halsvenen über die
Kopfnicker und die seitlichen
Halspartien weitergeführt werden (Foto 227); auch ein anschlie-

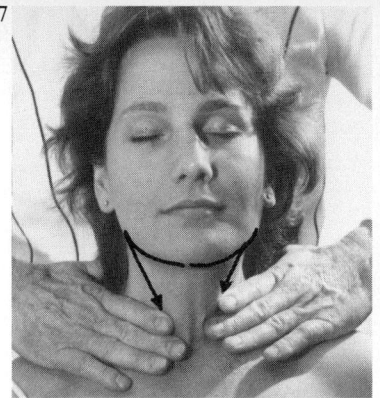

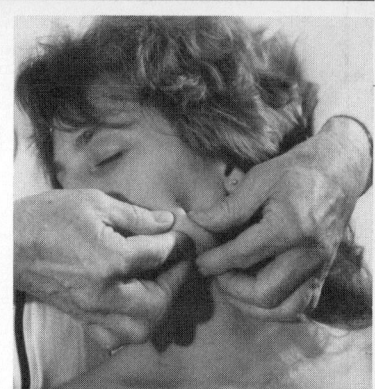

ßender «Dekolleté-Strich» ist
möglich (vgl. Foto 64, S. 74).
○ Fingerknetungen der Lach- und
  Kaumuskulatur (Foto 228).
○ Leichte Fingerklopfungen der
  Lach- und Kaumuskulatur (Foto
  229).
○ Wiederholung der beschriebenen
  Streichungen.

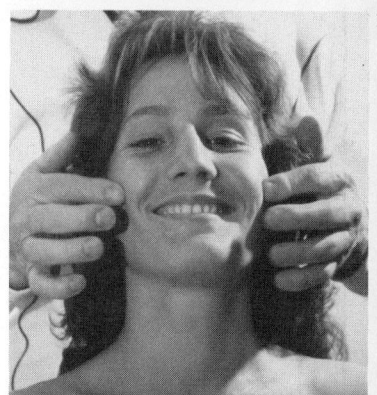

Im Bereich des Halses streichen wir
zunächst die Kopfnicker und die
seitlichen Muskeln des Halses (Hals-
hautmuskel, Schulterblattheber,
Rippenhalter). Die Streichungen im
seitlichen Halsbereich können auch
mit den Knöcheln ausgeführt werden (Foto 213, S. 133).
○ Fingerknetungen der Kopfnicker
  (Foto 230).
○ Streichungen der Kopfwender
  und anschließende kräftige «Dekolleté-Streichungen» von innen
  nach außen.
○ Kräftige Streichungen der oberen
  Trapeziusränder und des Nackens
  (vgl. S. 107).

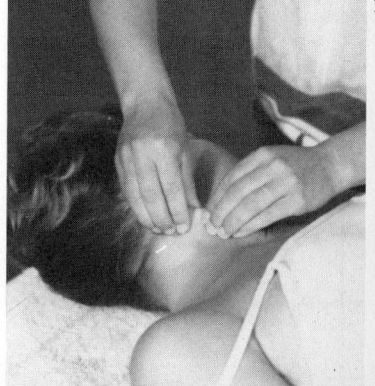

Kopfmassage

Die Kopfmassage dient der besseren Durchblutung der Kopfhaut. Wir führen sie beim sitzenden Patienten durch. Auch der Kopfmassage sollte eine
kurze Nackenmassage vorausgehen.

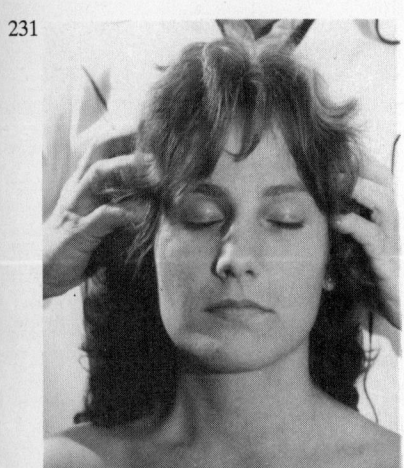

231

232

o Verschiebende Reibungen der
  Kopfhaut mit den Fingerkuppen
  beider Hände von den Seiten zur
  Kopfmitte, zum Scheitel. Die gespreizten und steil gestellten Finger schieben in drei bis vier Schüben ineinander. Das Steilstellen
  der Finger ist wichtig, um ein Reißen zu vermeiden! (Foto 231)
o Verschiebende Reibungen von
  der Stirnhöhe und vom Hinterhaupt, quer zum Scheitel
  (Foto 232).
o Finger-Klopfungen im Bereich
  des ganzen Kopfes.
o «Friseurgriff», kreisende Verschiebungen über den ganzen
  Kopf wie beim Kopfwaschen.
  Auch hier ist es wichtig, daß die
  Finger steil gestellt sind.
o Streichungen mit beiden Händen
  von der Stirn über den Kopf zum
  Nacken und über die oberen Trapeziusränder zur Schulterhöhe.

Bewegungsübungen
Aktive Kopfbewegungen, passives Kopfdrehen, gezielte Dehnungen der Kopfwender und der seitlichen Halsmuskulatur (Foto 233) sowie vorsichtige Traktionen (ziehende Dehnungen, Foto 234) können das Programm abrunden. Solche Übungen sind besonders dann angeraten, wenn ein nicht krankhaft bedingter Schiefhals (gewohnheitsmäßige schiefe Kopfhaltung) vorliegt. Sie müssen dann auch mit entsprechender Kräftigung der Gegenseite (Widerstandsübungen) verbunden werden.

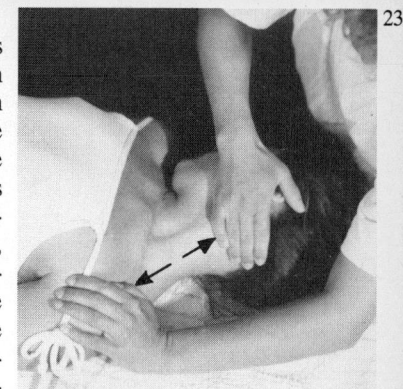

233

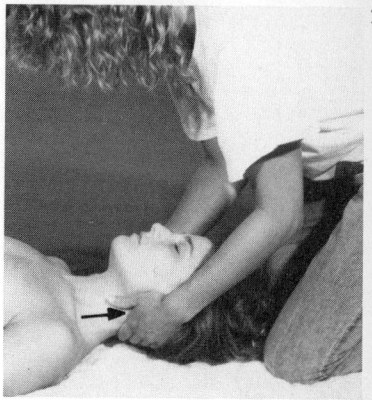

234

Kneipp-Güsse

Der Pfarrer Sebastian KNEIPP (1821–1897) gilt als Begründer des Gesundheitskonzepts der modernen Kaltwasserbehandlung, insbesondere zur Vorbeugung und zur Abhärtung. Durch die Wärme- und insbesondere die Kältereize des Wassers kommt es zu einer besseren Durchblutung der Haut und dadurch, auf nervös-reflektorischem Wege, zu einer Beeinflussung der Körperorgane über die zugehörigen Hautsegmente, ähnlich wie wir dies schon bei der Massage für die Tiefensensibilität zeigen konnten (vgl. Abb. 5, S. 20). Ziel ist letztlich auch, durch das kalte Wasser Wärme zu erzeugen. Dazu ist die Reaktionsbereitschaft des Körpers eine wichtige Voraussetzung. Kälte schadet, wenn der Körper unterkühlt wird und nicht als Reaktion über Kreislauf, Stoffwechsel und Nervensystem nachfolgend Wärme hervorgerufen wird. Die Reaktion des Körpers erfolgt zunächst durch eine Gefäßverengung (Vasokonstriktion), der dann reflektorisch eine Gefäßerweiterung (Vasodilatation) folgt.

Ein besonderer Vorteil der Kneipp-Anwendungen ist, daß sie nahezu überall ohne großen Aufwand und auch allein (ohne Partnerhilfe) durchgeführt werden können. Es müssen allerdings einige *Grundregeln* beachtet werden.

- Wechselanwendungen (warme und kalte Anwendungen) enden immer mit einer kalten Schlußanwendung.
- Kalte Anwendungen nur bei warmem Körper, insbesondere bei warmen Füßen.
- Kalte Anwendungen nicht bei vollem Magen.
- Vor den Anwendungen Blase entleeren.
- Anwendungsrichtung zum Herzen.
- Keine Zugluft im Anwendungsbereich; möglichst ein warmer Raum.
- Gußdauer maximal 50 Sekunden; Reaktion (Hautrötung) nicht überschreiten. Es darf nicht zu einer bläulichen Hautfärbung kommen!

- Nicht abtrocknen! Durch warme und trockene (auch saubere) Wäsche, insbesondere Strümpfe und durch aktive Bewegung für eine gute Nacherwärmung sorgen.
- Innerhalb kurzer Zeit (5 bis 10 Minuten) muß ein angenehmes, wohliges Wärmegefühl aufkommen!
- Während der Güsse tief durchatmen und Atemanhalten vermeiden!

Kneipp-Güsse werden mit einem (Garten-)Schlauch durchgeführt. Der Wasserdruck wird so eingestellt, daß aus dem senkrecht gehaltenen Schlauch eine etwa handbreite Wassersäule ausfließt. Der Schlauch wird ähnlich wie ein Schreibstift gehalten. Der «Patient» sollte auf einem Holz- oder Plastikrost stehen.

Knieguß

Der Knieguß oder Unterschenkelguß dient der Abhärtung und der Ableitung des Bluts in die Füße.
Ein Knieguß ist angezeigt bei Krampfadern und gegen kalte Füße sowie bei Kopfschmerzen und Migräne.

Der Knieguß beginnt auf der Rückseite des rechten Beins, wird von der rechten Kleinzehe, über den äußeren Knöchel und die seitliche Wadenpartie zur Kniekehle hochgeführt. Nach ein oder zwei Kreisen in der Kniekehle wird der Guß an der Innenseite der Wade, um den inneren Knöchel zur Großzehe abwärts geführt. Nun folgt der Guß in gleicher Weise, also an der Kleinzehe beginnend, am linken Bein. In der Kniekehle erfolgt noch eine Schlaufe zur rechten Kniekehle und dann der Rückweg an der Innenseite des linken Beins bis zur Großzehe (Foto 235).

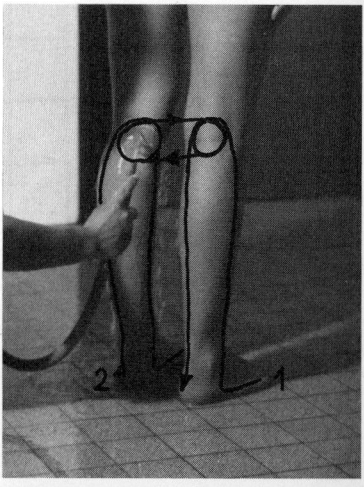

235

236

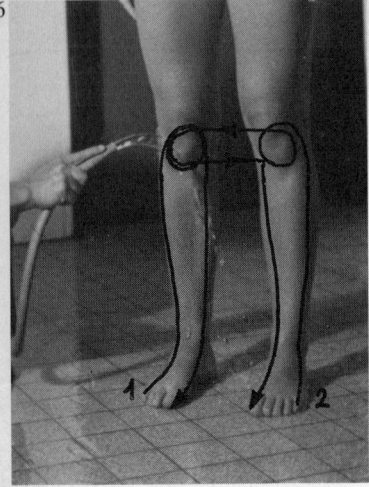

Der Guß der Vorderseite beginnt wieder außen am rechten Bein, verläuft entlang der äußeren Schienbeinseite bis zur Umrundung (ein oder zwei Kreise) der Kniescheibe und dann an der Innenseite des Schienbeins abwärts. Am linken Bein wird dann wieder entsprechend verfahren, mit einer zusätzlichen Schlaufe um die rechte Kniescheibe (Foto 236).

Beinguß

Der Beinguß oder Schenkelguß wird auf der Rückseite bis über das Gesäß und auf der Vorderseite bis zur Leistenbeuge geführt.
Er wirkt besonders auf Nieren, Blase, Leber und Unterleib und bei Krampfadern.
Die Ausführung erfolgt wie beim Kniguß mit Kreisen auf den großen Gesäßmuskeln. Die Schlaufe von der linken zur rechten Seite wird auf der Rückseite unterhalb des Gesäßes und auf der Vorderseite im oberen Drittel des Oberschenkels gemacht.

Unterguß

Der Unterguß wird bis zum Rippenbogen hochgezogen; er fördert die Zirkulation der Unterleibsorgane und wird bei Stauungszuständen im Magen- und Darmbereich angewendet.
Der Guß wird auf der Rückseite jeweils bis zu den Rippenbögen hochgeführt und in einem Bogen (ohne Kreis) zurück. Die Kreise und auch die Schlaufe von links nach rechts werden auf dem Rückweg, wie beim Bein-

guß, also unter dem Gesäß bzw. auf dem Oberschenkel ausgeführt. Vorn kann die Hochführung auf der linken Seite durch einen «Leibguß» durch mehrere spiralförmige Kreise im Uhrzeigersinn im Bereich des Bauches erweitert werden. Die übrige Ausführung entspricht wieder dem Unterguß.

Armguß

Der Armguß ist bei allgemeiner Nervosität, bei Schlaflosigkeit und bei Schmerzen im Nacken- und Schulterbereich angezeigt; er kann auch bei Herzstörungen vorteilhaft sein.

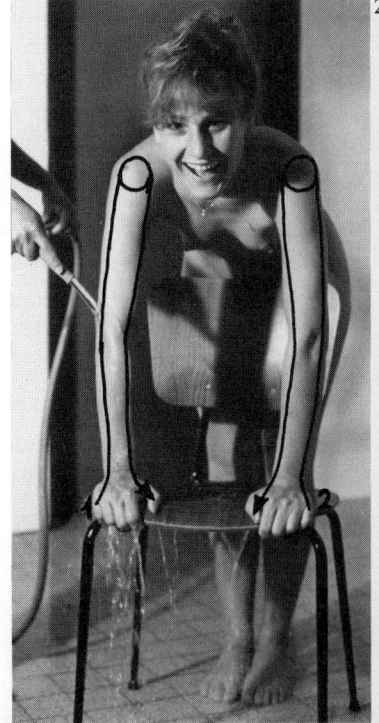

Der Armguß wird vom Handrücken des rechten Arms über die Außenseite bis zur Schulter geführt. Von dort geht es nach ein oder zwei Kreisen auf der Innenseite des Arms wieder zurück zur Hand.
Anschließend erfolgt der entsprechende Armguß des linken Arms (Foto 237).

237

Oberguß

Der Oberguß dient der Abhärtung gegen Katarrhe und Bronchitis; er wirkt positiv bei Nervosität und erfrischt «Kopfarbeiter».

Der Oberguß wird am rechten Arm wie der Armguß ausgeführt, aber ohne Kreise auf den Schultern, außen hoch und innen zurück.

Am linken Arm geht es dann aber auf der Innenseite nach oben zur Schulter; von dort zur Brust und nach zwei Kreisen über die rechte Schulter auf den Rücken. Über den Schulterblättern wird wieder ein Kreis ausgeführt. Dann wird der Guß über die linke Schulter und die Außenseite des linken Arms beendet. Die freie Hand des Behandlers kann im Nacken, senkrecht gehalten, das Naßwerden der Haare verhindern.

Rückenguß

Der Rückenguß wirkt intensiv auf das zentrale Nervensystem und ist bei Rückenbeschwerden, Bronchialasthma und bei Fettleibigkeit angezeigt.

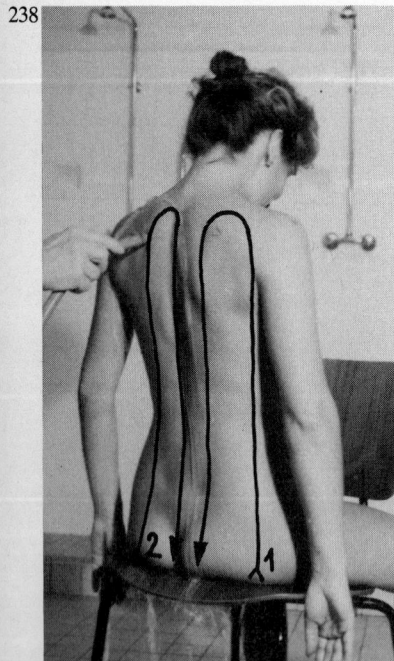

238

Der Rückenguß eignet sich auch als Abschlußanwendung nach warmen Bädern und der Sauna. Bei älteren Leuten, Herzkranken, nervösen und zu Schwindel neigenden Menschen sollte der Rückenguß nicht angewendet werden!

Der Rückenguß kann im Stehen, besser aber im Sitzen durchgeführt werden. Zur besseren Verträglichkeit sollte man vorher die Herzgegend kühlen und dann seine feuchten Hände auf die Stirn legen.
Der Guß wird am rechten Arm hochgeführt und dann zur rechten Rückenseite. Dabei soll kein Wasser nach vorn abfließen. Nach kurzem Verweilen geht es abwärts zum Gesäß. Auf der linken Seite wird dann der Guß entsprechend wiederholt (Foto 238).

Anhang

Literaturhinweise

BAHR, F. R.: Akupressur. Erfolgreiche Selbstbehandlung bei Schmerzen und Beschwerden. München 1976.

BAUMANN, S.: Körperschema. In: Sportwissenschaft 4/1974.

BAUMANN, S.: Körperschema und Bewegung. In: Sportwissenschaft 1/1978.

BAUMANN, S.: Körperschema im engeren Sinne. In: BIELEFELD, J. (Hg.): Körpererfahrung. Grundlage menschlichen Bewegungsverhaltens. Göttingen 1986.

BERNAU, L.: Schmerzfrei durch Fingerdruck. Die aktuelle Methode der Akupressur. München 1980[5].

BIELEFELD, C./BIELEFELD, J.: Ein motopädagogisches Förderprogramm zur Körpererfahrung. In: Motorik 1980/3.

BIELEFELD, J. (Hg.): Körpererfahrung. Grundlage menschlichen Bewegungsverhaltens. Göttingen 1986.

BIERACH, A.: Reflexzonentherapie. Krankheiten erkennen und selbst behandeln. Düsseldorf 1986[3].

BINNEWIES, H./WEINBERG, P. (Red.): Körpererfahrung und soziale Bedeutung. Ahrensburg 1984.

BOGENG, G. A. E.: Geschichte des Sports aller Völker und Zeiten. Leipzig 1926.

DALICHO, W. A. u. a.: Massage. Eine Einführung in die Techniken der Massage. Darmstadt 1981.

DEUSER, E.: Schnell wieder fit. Frankfurt 1962.

DIRSCHAUER, A. u. a.: Physikalische Therapie in Klinik und Praxis. Stuttgart/Berlin/Köln/Mainz 1980[2].

ERIKSSON, M. B. E./SJÖLUND, B. H.: Transkutane Nervenstimulierung zur Schmerzlinderung. Heidelberg 1979.

FELDENKRAIS, M.: Bewußtheit durch Bewegung. Der aufrechte Gang. Frankfurt 1978.

FELDENKRAIS, M.: Bewegungserziehung zur Verbindung von Körper und Geist. In: PETZOLD, H.: Psychotherapie & Körperdynamik. Verfahren psycho-physischer Bewegungs- und Körpertherapie. Paderborn 1985.

FROSTIG, M.: Bewegungs-Erziehung. Neue Wege der Heilpädagogik. München/Basel 1973.

FUNKE, J. (Hg.): Sportunterricht als Körpererfahrung. Reinbek bei Hamburg 1983.

FUNKE, J.: Grundlagen. In: TREUTLEIN/FUNKE/SPERLE (Hg.): Körpererfahrungen in traditionellen Sportarten. Wuppertal 1986.

GESCHWIND, N.: Die Großhirnrinde. In: Gehirn und Nervensystem, 8. Auflage. Spektrum der Wissenschaft, Heidelberg 1987.

GRÖSSING, S.: Die theoretische Beunruhigung. In: ANDRECS, H./REDL, S.: Leibeserziehung – Enquete '85 zur Situation der Leibesübungen in den Schulen Österreichs. Wien 1985.

HAMANN, A.: Massage in Wort und Bild. Stuttgart 1980.

HEIPERTZ, W.: Sportmedizin. Stuttgart 1972.

HINRICHS, H. U.: Sportverletzungen. Reinbek bei Hamburg 1986.

HOFFA, A./GOCHT, H./STORK, U./LÜDKE, H. J.: Technik der Massage. Stuttgart 1980[14].

KAHLE, W./LEONHARDT, H./PLATZER, W.: Taschenatlas der Anatomie für Studium und Praxis. Band 1: Bewegungsapparat (Platzer, W.). Stuttgart 1978[3].

KIPHARD, E. J.: Psychomotorik als Prävention und Rehabilitation. Bewegungshilfen für Kinder. Gütersloh 1979.

KIPHARD, E. J.: Motopädagogik. Dortmund 1979; 1984[4].

KIPHARD, E. J.: Mototherapie I. Dortmund 1983.

KIPHARD, E. J.: Mototherapie II. Dortmund 1983.

KIRCHBERG, E.: Sportmassage (Kleine Ausgabe). Berlin 1935[3].

KLAPP, B.: Das Klappsche Kriechverfahren. Stuttgart 1978[10].

KLEIN, M. (Hg.): Sport und Körper. Reinbek bei Hamburg 1984.

KNEBEL, K.-P.: Funktionsgymnastik. Reinbek bei Hamburg 1987[4].

KUHN, W.: Funktionelle Anatomie des menschlichen Bewegungsapparates. Schorndorf 1979.

KUPRIAN, W. (Hg.): Sport-Physiotherapie. Stuttgart 1981.

LEBOYER, F.: Sanfte Hände. Die traditionelle Kunst der indischen Baby-Massage. München 1985[6].

LEIBOLD, G.: Körpertherapie. Einklang von Körper, Geist und Psyche. Düsseldorf 1986.

Der Rücken . . .

... ist gewöhnlich eine der schwächsten Seiten des Menschen. Geld kann ihm den Rücken stärken.

Ein Paradox: Man muß etwas im Rücken haben, um den Rücken frei zu haben.

Pfandbrief und Kommunalobligation

Meistgekaufte deutsche Wertpapiere - hoher Zinsertrag - bei allen Banken und Sparkassen

Verbriefte 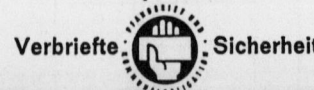 Sicherheit

LEIBOLD, G.: Das Kreuz mit dem Kreuz. Bandscheibenschäden vorbeugen und heilen. Düsseldorf 1986.

LIDELL, L./THOMAS, S./COOKE, C.B./PORTER, A.: Massage. Anleitungen zu östlichen und westlichen Techniken. München 1985.

LOWEN, A.: Bio-Energetik. Therapie der Seele durch Arbeit mit dem Körper. Reinbek bei Hamburg 1979 u. 1985.

LUCHS, E.-M.: Yoga für Kinder. Leichte Atem-, Entspannungs- und Bewegungsübungen zur Lockerung und Kräftigung. München 1970.

MARÉES, H. DE: Sportphysiologie. Köln 1976.

MARKWORTH, P.: Sportmedizin 1. Reinbek bei Hamburg 1983/1986[3].

MASAFRET, H.: Gesund in die Zukunft. Zürich 1980[3].

MERTENS, K.: Körperwahrnehmung und Körpergeschick. Dortmund 1986.

MONTAGU, A.: Körperkontakt. Die Bedeutung der Haut für die Entwicklung des Menschen. Stuttgart 1984.

MRAZEK, J.: Einstellungen zum eigenen Körper – Grundlagen und Befunde. In: BIELEFELD, J. (Hg.): Körpererfahrung. Grundlage menschlichen Bewegungsverhaltens. Göttingen 1986.

MUSCHINSKY, B.: Massagelehre in Theorie und Praxis. Stuttgart 1984.

PAULUS, P.: Zur Erfahrung des eigenen Körpers. Theoretische Ansätze, therapeutische Aspekte sowie ein empirischer Bericht. Weinheim 1982.

PROKOP, L.: Sportmassage. Wien 1950.

RAVALD, B.: Massage, Ein Handbuch für jedermann. Unterägeri (Zug) 1982.

RAVALD, P.: Massage-ABC für jedermann. München 1982.

REINHARD, P. (Red.): Massage und physikalische Behandlungsmethoden. Berlin/Heidelberg 1967.

RISCH, E.: Gesunde Füße und Beine. Fuß- und Beingymnastik, Venentraining. Zürich 1984; Stuttgart 1985.

RITTNER, V.: Veränderungen der Gesundheitsvorstellungen und des Sports im gesellschaftlichen Kontext. In: FRANKE, E. (Hg.): Sport und Gesundheit. Reinbek bei Hamburg 1986.

SCHRICKER, G.: Entspannung und Körpererleben im Schulsport. In: Sportunterricht 8/1978.

SCHULKE-VANDRE, J.: Grundlagen der psychomotorischen Erziehung. Köln 1982.

SCHWOPE, F.: Massage im Sportunterricht. In: Turnen + Sport (TuS). Hefte 1, 2, 4, 6, 9/1981, Hefte 1, 2/1982.

SCHWOPE, F.: Kompensatorischer Sport. Vorbeugende und ausgleichende Haltungs- und Bewegungsschulung. Celle 1981.

SCHWOPE, F.: Akupressur – Fingerdruckmassage. In: Turnen + Sport (TuS). Hefte 9, 10/1984, Heft 1, 4, 5, 8, 10/1985.

SCHWOPE, F.: Übungsbeispiele zur Körpererfahrung und «bewußten» Haltungserziehung. In: Turnen + Sport (TuS). Heft 11/1985.

SERIZAWA, K.: Fernöstliche Heilmassage, gegen vielerlei Beschwerden, für Schönheit und allgemeines Wohlbefinden. München 1979.

SIEBELS, A.: Biologische Kenntnisse und Körpererfahrung durch Massage – Eine Unterrichtseinheit mit 9- bis 10jährigen Kindern. (Unveröffentlichte Staatsexemensarbeit) Hamburg 1982.

SIEBURG, H.: Massage. Eine Fibel zur Aus- und Fortbildung. Frankfurt 1977.

STADTLEANDER, C.: Selbstmassage. Gesund und schön durch eigene Kraft. Düsseldorf 1985.

STROHAL, R.: Grundbegriffe der Massage. München/Berlin/Wien 1975.

THOMSEN, W.: Lehrbuch der Massage und der manuellen Gymnastik unter besonderer Berücksichtigung der Sportmassage. Stuttgart 1970.

THULCKE, E.: Lehrbuch für Massöre. Berlin 1963[3].

TITTEL, K.: Beschreibende und funktionelle Anatomie des Menschen. Stuttgart 1974[6].

ULRICH, W.: Schmerzfrei durch Akupressur und Akupunktur. Ein Ratgeber für die Selbstbehandlung. München 1981[8].

WURZEL, B.: Lernziel: Körperkontakte. In: Sportunterricht 5/1982.

YU HO-FANG: Akupressur. «Massage zu zweit». Begleitende Ratschläge zu der Fernsehsendung Sprechstunde. München 1980.

YUKIKO IRWIN: Shiatsu. Die japanische Heilmassage. Mit zehn Fingern gegen tausend Krankheiten. Bern/München/Wien 1976.

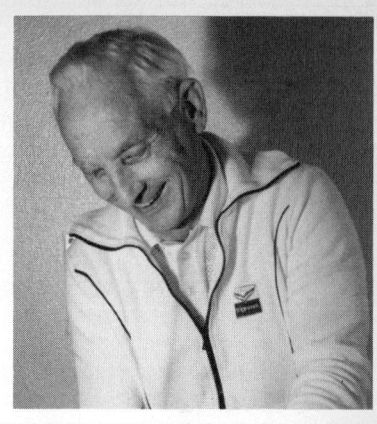

Der Autor

Friedrich Schwope, Jahrgang 1924
Ausbildung an der Sporthochschule und Universität Köln; Dipl.-Sportlehrer mit Sonderfach Turnen.
Zusatzausbildungen zum staatlich geprüften Fachlehrer für Schulsonderturnen (orthopädisches Turnen), zum staatlich geprüften Masseur und zum Motopäden.
Seit 1959 Dozent am Fachbereich Sportwissenschaft der Universität Hamburg; Arbeitsbereich Freizeit und Gesundheit; Fachleiter für Turnen, Trampolin-/Wasserspringen.
Langjährige aktive Vereins- und Verbandsarbeit, zuletzt als Lehrreferent im Verband für Turnen und Freizeit in Hamburg. Mitarbeit im «Aktionskreis Psychomotorik». Referent bei (internationalen) Lehrgängen und Kongressen.
Redaktionsmitglied der Fachzeitschrift «Turnen + Sport» (TuS), Celle.
Veröffentlichungen: Theorie und Praxis des Turnens, Gießen 1975; Kompensatorischer Sport, Celle 1981; Turnen in Theorie und Praxis, Celle 1983; zahlreiche Aufsätze und Abhandlungen in Fachzeitschriften und Fachbüchern.

Verzeichnis der Fachbegriffe

Abduktion: Abziehen, Abspreizen; Bewegung von der Körperachse nach außen.

Adduktion: Heranziehen; heranziehende Bewegung zur Körperachse.

Adduktoren: Kurzbezeichnung für Muskeln, die eine Adduktion bewirken; z. B. die Muskeln der Innenseite des Oberschenkels.

affektiv: gefühlsbetont; durch heftige Gefühlsäußerungen gekennzeichnet.

Agonist: Einer von paarweise wirkenden Muskeln, der einem anderen Muskel, dem Antagonisten, entgegenwirkt.

Akupressur: Fingerdruck-Massage.

Analfalte: Afterfalte; Spalt zwischen den beiden Gesäßhälften.

Analysator: Nervenapparat, der aus dem Aufnahmeorgan, den Leitbahnen und den entsprechenden Spezialzellen des Großhirns besteht.

Antagonist: Gegenspieler des → Agonisten.

Desensibilisierung: Herabsetzen der Empfindlichkeit.

detonisieren: die Spannkraft herabsetzen.

distal: weiter vom Rumpf entfernt; körperfern (herzfern).

Effleurage: Streichung.

Friktion: kreisende Reibung (Zirkelung).

funktionell: die Funktion erfüllend; wirksam.

Handicap: Nachteil, Belastung; Behinderung (Gebrechen).

Hemisphäre: Großhirnhälfte.

Homunkulus: «Menschlein»; künstlich erzeugter Mensch.

Hypaesthesie (Hypo-aesthesie): verminderte Berührungsempfindlichkeit.

Hyperaemie: Blut(über)fülle.

hyperaemisierende Linamente: durchblutungssteigernde Einreibemittel.

Hyperaesthesie: gesteigerte Berührungsempfindlichkeit.

Indikation: Merkmal, Anzeichen (für die Anwendung bestimmter Heilmittel oder Behandlungsmethoden. Gegenindikation (Contra indikation): Gegenanzeichen für bestimmte Heilmittel oder Behandlungsmethoden; Massageverbot.

Induktion: Hineinführen; Bewußtmachung.

Intensität: Heftigkeit, Stärke.

Intercostalbereich: Zwischen-Rippen-Bereich.

intermittierend: zeitweilig aussetzend, unterbrochen; wechselnd.

Kinästhesie: Bewegungsgefühl, Muskelempfindung.

kinästhetisch: bewegungsempfindlich; auf die Muskelempfindung bezogen.

kinematische Kette: Gliederkette, die zur Übertragung von Kräften bzw. zur Umwandlung von Bewegungen dient. *Kinematik:* Teil der Mechanik.

Koinzidenz: Zusammentreffen, Einheit.

Komplex: Zusammenfassung; Bereich, Gebiet.

Kontraktion: Zusammenziehen (von Muskeln); kontrahieren: zusammenziehen.

kutan: zur Haut gehörend; die Haut betreffend.

Lotion: flüssiges Hautpflegemittel.

Lymphe: eiweißhaltige Körperflüssigkeit in eigenen Gefäßen und in Gewebsspalten, die für den Stoffwechselaustausch sehr wichtig ist.

Metabolit: Substanz, deren Vorhandensein für den Stoffwechselablauf unentbehrlich ist (Vitamine, Enzyme, Hormone).

mobilisieren: aktivieren; (wieder) beweglich machen.

Myogelosen: schmerzhafte Knötchen oder Verhärtungen im Muskel.

Neuron: Nerveneinheit mit ihren Fortsätzen.

non-verbal: ohne Worte, ohne zu sprechen.

Parasympathikus: Kurzbezeichnung für den parasympathischen Teil des vegetativen Nervensystems, als Gegenspieler des Sympathikus. Seine Erregung verlangsamt die Atemfrequenz und den Herzschlag; die Leistung der Drüsen und des Stoffwechsels wird verstärkt.

peripher: am Rande (des Körpers) befindlich; außen liegend.

Pétrissage: Knetung.

Poliomyelitis: spinale Kinderlähmung.

Pronation: Einwärtsdrehung; Bewegung der Extremitäten um ihre Längsachse nach innen (Gegensatz: Supination).

Propriozeptoren: Innenreizempfänger; *propriozeptiv:* aus dem eigenen Körper vermittelt.

proximal: zur Körpermitte gelegen; körpernah (herznah).

Psychomotorik: unter affektiven und kognitiven Aspekten betrachtete Bewegungsvorgänge.

Reflexzonen: segmentaler Abschnitt des Körpers mit reflektorischer Verbindung zu bestimmten inneren Organen.

sensibel: empfindsam; empfindlich (bezogen auf die Psyche).

sensibilisieren: gegen bestimmte Reize empfindlich(er) machen.

Sensibilität: Fähigkeit Gefühls- und Sinnesreize aufzunehmen.

somatisch: den Körper betreffend; körperlich (Gegensatz: psychisch).

spastisch: krampfartiger, verkrampfter Spannungszustand der Muskulatur.

Supination: Auswärtsdrehung; Bewegung der Extremitäten um ihre Längsachse nach außen (Gegensatz: Pronation).

Sympathikus: Kurzbezeichnung für den sympathischen Teil des vegetativen Nervensystems. Seine Erregung erhöht die körperliche Leistung durch Erhöhung des Blutdrucks, Beschleunigung des Herzschlags und der Atmung. Die Tätigkeit von Magen und Darm sowie die Sekretion der Drüsen wird gleichzeitig gedämpft.

Symptom: charakteristisches Krankheitszeichen für eine bestimmte Krankheit.

Syndrom: Krankheitsbild mit mehreren charakteristischen Symptomen.

taktil: den Tastsinn, das Tasten betreffend; berührbar.

Tapotement: Klopfung.

Tendinose: Veränderung an den Sehnenansätzen.

Tendopathie: degenerative Erkrankung der Sehne mit Druck- und Belastungsschmerz.

Thorax: Brust, Brustkorb.

Tonus: Spannung; der durch Nerveneinfluß aufrechterhaltene Spannungszustand der Gewebe, insbesondere der Muskeln.

Traktion: Zug, Ziehen.

Vagotonie: erhöhte Erregbarkeit Vagustonus, des parasympathischen Nervensystems.

Vagus: stärkster Nerv des parasympathischen Nervensystems.

vastus longus: langer Teil des vierköpfigen Oberschenkelmuskels (gerader Oberschenkelmuskel).

vegetatives Nervensystem: selbständiges Nervensystem, das die Lebensfunktionen (Atmung, Herz, Kreislauf, Verdauung, Stoffwechsel, Wasserhaushalt usw.) regelt; funktionelle Einheit von Sympathikus und Parasympathikus.

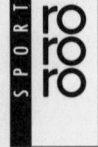

Bücher zum Thema

SPORT rororo

Bücher zum Thema

Kurt Wilke (Hg.)
Schwimmsport-Praxis (8608)

Peter Becker (Hg.)
Sport und Höchstleistung (7631)

Hans-Uwe Hinrichs
Sportverletzungen (8604)

Karl-Peter Knebel/Bernd Herbeck/
Susanne Schaffner
Tennis-Funktionsgymnastik (8621)

Karl-Peter Knebel/Bernd Herbeck/
Gerhard Hamsen
Fußball-Funktionsgymnstik
(8631/Dez. 1988)

Klaas Bohlens/Rainer Hamann
Tenniskurs (7022)

Bernd-Ulrich Groß
Tischtennis-Praxis (8615)

Manfred Letzelter
Trainingsgrundlagen (7024)

Erich Christmann/Klaus Fago/DVV (Hg.)
Volleyball-Handbuch (7640)

Günter Blume/Klaus Lange
Volleyball und Handball (7034)

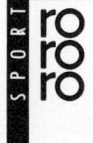

SPORT ro ro ro

Bücher für Wintersportler

Walter Brehm
Skifahren (8602)
Skifahren für Kinder und Jugendliche (7026)
Skigymnastik (7014)

Manfred Vorderwülbecke
Skilanglauf (7002)

Hubertus Müller
Eltern-Skibuch (8638)

Eugen Gebhardt u. a.
Trickskifahren (7027)

Karl-Peter Knebel
Funktionsgymnastik (7628)

Johannes Mende
Körpertraining (8612)

Hans-Uwe Hinrichs
Sportverletzungen (8604)

Gustav Harder/Dieter Elsner
Bergsport-Handbuch (8606)

Andreas Gams
Ski-Fitness (8633)

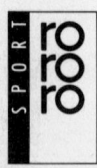

C 2336/2